メンタルヘルスにかかわる医療職種・支援者必携

働く人のメンタル不調サポートブック

姫井 昭男 著

診断と治療社

発刊によせて

　2020 年の厚生労働省の実施した労働安全衛生に関する実態調査では，半数以上の労働者が働くことに関してストレスや不安を感じていると報告されています．また，社会の混乱が続く世界情勢を鑑みると，これからもストレスは高まることが容易に予想され，誰もがいつストレスに押し潰されてメンタル不調となっても不思議ではないというのが現状です．

　職場でメンタルヘルス問題による長期の休業者が 1 人出ると，その影響は少なくとも上司と同僚の 2 人への皺寄せが生じ，複数人が高負荷，つまり高ストレス状態となります．これは生産性維持に問題が生じるだけでなく，次の休業者が出現するリスクが高まり，休業者の負の連鎖を生むのです．

　メンタルヘルスにおいて，メンタル不調とメンタル障害は厳密には違います．メンタル不調の状態では職場で当事者・職場関係者への利益に繋がる care を密に行うことでメンタル障害への発展を防ぐ＝予防が可能となります．ところが，メンタル障害にまで至ってしまった場合には，care ではなく cure が必要となり，職場でできることは双方の不利益を最小限に抑える復職支援となります．これらはいずれも言葉のように簡単ではなく，上手く取り組もうとして試行錯誤すればするほど，個別案件対応となって一貫性に欠け，組織では公平性を担保できなくなることや関係者の労力対効果から一向にメンタルヘルス対策が改善されないという実情が多くみられます（筆者が精神科臨床医と産業医の両方の立場から，職場のメンタルヘルス対策の構築に携わっている経験からも実感されることです）．

　社会を取り巻く環境に大きな影響を受けている職場で，メンタル障害を事由に療養する当事者や職場関係者のそれぞれの立場の意見の聴取面接，療養を発端とする労務問題の解決支援を行ってきましたが，多くの職場では，そのようなアクションを手探りでやっているリスクを懸念す

る相談やどのように行えばよいのか相談を受けることが，この5年で急激に増えました．

　このような経験から，精神医学と産業医学を融合したような職場におけるメンタルヘルスに関連したマニュアルになるような書物の必要性を感じていました．そんな折り，この趣意を理解いただき，執筆する機会が得られ，本書が刊行されることになったのです．

　本書は，精神科臨床医と産業医の経験に基づき，職場の労務管理を行う人事担当者や精神科を専門としない産業医や保健師の方々に向けて，できるだけわかりやすくするためにケース（例示）を用いて，メンタル障害が生じるまでのプロセス（病理），働く世代に多くみられ，また療養が必要となるメンタル障害の特徴（病態），メンタル障害による療養の在り方，休職者への職場の対応の留意点，復職支援のコツなどを解説しています．

　本書が，職場におけるメンタルヘルス維持向上としての疾病予防（早期発見）と円滑な復職の一助となれば幸いです．

2024年11月

姫井昭男

発刊によせて ……………………………………………………………………………… ii

第 1 章　メンタル不調

1. ストレス・メンタル不調・メンタル障害 …………………… 2

- ストレス ……………………………………………………………………… 2
- メンタル不調 ……………………………………………………………… 3
- メンタル障害発現リスク ……………………………………………… 4
- ストレス反応と神経ネットワーク ………………………………… 6

2. ストレスがメンタル障害を引き起こすメカニズム ……… 9

- メンタル障害と神経伝達物質 ……………………………………… 9
- メンタル不調＝神経伝達物質バランス調整期 ……………… 10

3. 身体的な不健康とメンタル障害 ……………………………… 12

- 「慢性的な不健康」 ……………………………………………………… 12
- 慢性的な身体的不健康とメンタル不調の予兆 ……………… 12
- 「慢性的な身体的不健康な人たち」が周りに与える影響 ……… 13
- 健康管理における就業制限 ………………………………………… 14
- 潜在的なコントロール障害 ………………………………………… 15
- 悪化する生活習慣病はコントロール障害 …………………… 16

iv

第2章 代表的なメンタル障害

1.「うつ」と「躁」 …… 18

- うつ病とうつ状態 …… 18
- うつ病とうつ状態の違い …… 19
- 「うつ状態」を呈する様々なメンタル障害 …… 20
- 対症療法としての薬物治療 …… 21
- 気分の波と気分の障害 …… 24
- 躁状態にみられる症状 …… 25
- 躁状態の治療 …… 26

関連知識

- 内因性うつ病 …… 22
- 再発予防のための疾病教育 …… 27
- 双極症とパーソナリティ障害 …… 28

2. 不安症・パニック症・強迫症 …… 30

- 不安症 …… 30
- パニック症 …… 32
- 強迫症 …… 34

関連知識

- 処方薬依存 …… 36

3. ストレス関連障害 …… 37

- 意識されないストレス …… 37

- ストレスのパズル ………………………………………………… 38
- ストレス関連障害 ………………………………………………… 39
- 身体症状症（身体表現性障害）………………………………… 43

> **関連知識**
> - ストレスを作り出す習性 ………………………………………… 38
> - PTSD 発現の脆弱性 ……………………………………………… 41
> - 回復しない PTSD ケース ……………………………………… 42
> - ストレス障害としての慢性疲労症候群 …………………… 44
> - 急性ストレス障害，適応障害，PTSD ……………………… 45

4. 病的体験を有するメンタル障害 …………………………… 47

- 病的体験 ……………………………………………………………… 47
- 統合失調症 ………………………………………………………… 51
- 薬物依存・乱用における幻覚や妄想 ……………………… 51

> **関連知識**
> - 機能性と器質性の幻覚・妄想の違い ……………………… 49
> - 頭部外傷後遺症における幻覚や妄想 ……………………… 50
> - 妄想性障害・パラフレニー …………………………………… 52
> - せん妄 ……………………………………………………………… 53

5. パーソナリティ障害 …………………………………………… 55

- パーソナリティの定義 …………………………………………… 55
- パーソナリティ障害のサブタイプ ………………………… 56
- 職場で遭遇するパーソナリティ障害の特徴 …………… 59
- パーソナリティ障害の治療 …………………………………… 61
- 職場におけるパーソナリティ障害の対応 ……………… 62

パーソナリティ障害のまとめ ……………………………………… 65

関連知識

- 最近職場で目立つパーソナリティ障害 ……………………… 60
- パーソナリティ障害の様々な社会的逸脱行動と対応の考え方
  ……………………………………………………………………… 66
- 自傷行為 ………………………………………………………… 67
- パーソナリティ障害の増加 …………………………………… 68
- 解離性障害とパーソナリティ障害 …………………………… 69

6. 依存症（コントロール障害） ………………………………… 71

- 「依存症」 ………………………………………………………… 71
- 適正行動と依存症 ……………………………………………… 72
- 依存症は「否認の病」 ………………………………………… 73
- 依存症者との関わり方 ………………………………………… 74
- 共依存 …………………………………………………………… 75
- 依存症の治療 …………………………………………………… 77

関連知識

- 回復過程での援助者への働きかけ …………………………… 77
- 自助グループ …………………………………………………… 78
- 回復過程でのピットホール …………………………………… 79
- 依存症と遺伝 …………………………………………………… 80

7. 成人発達障害（大人の発達障害） …………………………… 82

- 発達障害 ………………………………………………………… 82
- 発達障害の分類 ………………………………………………… 82
- 発達障害と薬物療法 …………………………………………… 87

関連知識

- 発達性協調運動障害
  (developmental coordination disorder：DCD) ······················ 86
- HSP ······················ 90

第3章 代表的なメンタル障害の実例とその対応

1. うつ病とうつ状態，双極症（双極性障害）······················ 92
- 「うつ病」のケース ······················ 92
- 「うつ状態」のケース ······················ 95
- 「躁病」のケース ······················ 100
- 「双極性気分障害：躁状態」のケース ······················ 103

2. ストレス関連障害（適応障害，身体症状症）······················ 108
- 適応障害ケース ······················ 108

3. 病的体験を有するメンタル障害 ······················ 112
- 統合失調症の初発ケース ······················ 112
- 妄想性障害のケース ······················ 116

4. パーソナリティ障害 ······················ 121
- ボーダーラインパーソナリティ障害のケース ······················ 121
- 自己愛性パーソナリティ障害のケース ······················ 125

5. 様々な依存症（コントロール障害）······················ 130
- アルコール依存症ケース ······················ 130
- ギャンブル依存症（病的賭博）ケース ······················ 136

関連知識

◎ 習慣が原因による病気の啓発をいつ行うべきか？ ……………… 140

第4章 職場のメンタルヘルス

1. 安全配慮としての予見 …………………………………………… 144

a) ラインケア …………………………………………………………… 144

　□ 余裕がないラインケアは失敗に終わる ……………………… 146

　□ 1人で抱え込まない ……………………………………………… 146

　□ 見守りと放任の違いを理解する ……………………………… 147

b) マネジメント（管理と監督） ………………………………… 147

c) 予見義務 …………………………………………………………… 150

関連知識

◎ 「信望」を得るための言動 ……………………………………… 151

2. 「職場不適合・不適応」と自称「うつ」 ……………………… 154

　□ 「適合」と「適応」 ……………………………………………… 154

　□ 「職場不適合」 …………………………………………………… 154

　□ 「職場不適応」 …………………………………………………… 155

　□ 「職場不適合」と「職場不適応」の症状 …………………… 155

　□ 「職場不適合」と「職場不適応」への対応 ………………… 156

　□ 自称「うつ」 ……………………………………………………… 159

　□ 「うつ病」と自称「うつ」の対比 …………………………… 160

　□ 自称「うつ」にみられる2つのタイプ ……………………… 161

　□ 自称「うつ」の治療 …………………………………………… 163

ix

関連知識

○ 「過去の英雄」 ………………………………………………… 156

○ 社会背景と「過剰適応」 ……………………………………… 158

○ 自称「うつ」の社会復帰が容易でない理由 ………………… 164

3. 健康管理としての時間管理 ……………………………………… 165

　　過重労働と健康被害 ………………………………………… 165

　　残業時間のチェック体制 …………………………………… 166

　　長時間労働における健康管理のポイント ………………… 166

　　裁量労働制勤務，フレックスタイム制勤務・
　　在宅勤務労働者への啓発 …………………………………… 169

　　「息抜き」と「手抜き」を混同させない ………………… 171

　　勤怠不良とメンタル障害 …………………………………… 172

関連知識

○ 仕事が立て込むメカニズム ………………………………… 173

4. メンタル障害の休職と復職 ……………………………………… 175

　　メンタル障害の休職事情 …………………………………… 175

　　制度としての『病気休職（療養休職)』 …………………… 175

　　法的にみた『病気休職』の解釈 …………………………… 177

　　就業規則の変更と「病気休職」 …………………………… 177

　　メンタル障害での長期休職後の実態 ……………………… 178

　　無用な長期休職を防ぐ啓発 ………………………………… 179

　　適正な休職と休職期間 ……………………………………… 181

　　休職開始前に伝えておくこと：「休職と復職の手引き」 … 183

　　療養状況を報告させる：「療養状況報告書」 ……………… 184

　　復職準備のための生活管理：「生活記録報告書」 ………… 185

a) リハビリ出社，リワークプログラムの落とし穴 ……………… 187
　　復職決定に関する合議体設置のすすめ ……………………… 188
　　「復職に関する担当医師の意見書」の導入 ………………… 188
　　段階的負荷の復職支援プログラムのモデル ………………… 191
　　復職支援プログラム中の留意するポイント ………………… 192
　　安全配慮観点からの復職支援プログラム中止 ……………… 193
　　業務負荷軽減の共通認識 ……………………………………… 194

　　関連知識
　　◎ 産業医と精神科医，双方の誤解 …………………………… 180
　　◎ 精神科医の認識の問題 ……………………………………… 182
　　◎ 診断書・意見書における問題 ……………………………… 189

5. 高齢者雇用時代のメンタルヘルス管理 …………………… 196
　　雇用によるメンタルヘルス維持・向上 ……………………… 196
　　高齢労働者本人からの就労意欲の確認 ……………………… 196
　　高齢者雇用における職場での課題 …………………………… 197
　　高齢者に潜在しているメンタル障害 ………………………… 198

　　関連知識
　　◎ 高齢労働者の健康診断項目を考える ……………………… 199
　　◎ 高齢者雇用における職場のメリット ……………………… 203

第5章 メンタルに問題を抱える人に対する職場関係者の関わり方

1. 間違ってはいけない職場の問題者への対応 ……… 208
- 最初の注意でトラブル回避 ……… 208
- 『若者』との関わり方 ……… 210

2. メンタルヘルスのセルフケア・マネジメントの推進 ……… 212
- セルフチェック・セルフケア実施の啓発 ……… 212
- セルフチェック ……… 212

『セルフマネジメント』-自分を見失わないためのマネジメント-
……… 213
- 「行動指針」のセルフマネジメント ……… 213
- 「決断」のセルフマネジメント ……… 214
- 「ロジック」のセルフマネジメント ……… 215
- 「能力向上」のセルフマネジメント ……… 216
- 「アイデンティティ確立」のセルフマネジメント ……… 217
- 「ワークライフバランス（work-life balance）」の
  セルフマネジメント ……… 218
- ストレスを増殖させるネガティブ思考 ……… 219
- ストレスと上手く付き合う ……… 220

関連知識
- ◉ 放置できないストレス ……… 221

付 録　円滑な職場復帰のヒント

- 職場復帰（復職）を円滑にするために ……………………………… 224
- 療養開始前の留意点 …………………………………………………… 225
- 療養中の留意点 ………………………………………………………… 226
- 復職時の留意点 ………………………………………………………… 229
- 再休職予防 ……………………………………………………………… 234

おわりに ………………………………………………………………………… 236
索　引 …………………………………………………………………………… 238

第 1 章

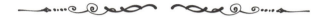

メンタル不調

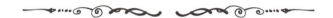

―― メンタル不調 ――

1

ストレス・メンタル不調・メンタル障害

🔷 ストレス

　そもそもストレスという言葉は物理学の用語で，物質にかかる外力をストレッサー，ストレッサーによって歪んだ状態をストレスといいます．この用語を用い，人間が外的刺激から受ける様々な変化をストレス反応とし，ヒトの環境変化への適応能力を説明したものでした．

　「人間関係がストレスだ」という表現は，本来「人間関係がストレッサーだ」と表すべきですが，現代の日常で使われる「ストレス」という言葉は，ストレッサーとストレス反応のいずれの意味も含んだ使われ方をしているということです．

　このように「ストレス」というと悪い外的刺激というイメージを想像しがちですが，それは間違いです．ストレスには良いストレスと悪いストレスの2種類が存在します．

　良いストレスとは，人間の成長には不可欠な負荷のことです．新しい能力が生まれる際には何らかのストレスが生じます．たとえば強い運動負荷によって筋力や体力を獲得できるということです．人間が刻々と変化する自然環境に立ち向かうために適応能力を高める，これが良いストレスです．健康を維持するにはストレスフリーの世の中であるべきという文言を目にしますが，本当にストレスフリーであったならば，人間は存在し得ないのです．

　では悪いストレスとはどのようなものでしょうか？　最初は良いストレスであったとしても，それが一時期に過重となる場合や，過重といえない程度でも適応反応が生じる間もなく継続する場合は悪いストレスへと変貌しま

2

す．現代社会はストレス社会とよくいわれますが，それは負荷が過重で過密な状態だからです．

メンタル不調

古典医学には，疾病の体系はありませんが，「健康」，「病気」そして健康とはいえないが病気とはいえず，手当てをしなければ病気に転じてしまう状態を「未病」としています．

疾病予防は，健康状態を維持することが一番なのですが，人間は過信する性質が強いため，健康を維持する努力を怠るのはある意味で自然な状態といえます．ですから，何らかの変化が感じられるものの，病気を発症していない，この「未病」の状態が疾病予防の指標になるため，このフェーズを早期に捉えて手当をすることが重要なのです．

ほとんどのメンタル障害の発症の発端は，ストレスです．先に説明した「悪いストレス」が長期間継続すると，すべての刺激に対する反応は過敏となります．たとえば，負荷の高い状態が継続して余裕がないときに人から不用意に声をかけられると，ぶっきらぼうに「なに？」と語気を強めに返事をしてしまったり，言葉の抑揚で相手を傷つけたり不快にしてしまうことがあります．これは，ストレスに対する生理的な反応として，興奮が生じているためです．

このような状態は，普段の生活でも絶えず経験され，しばらくすると治ま

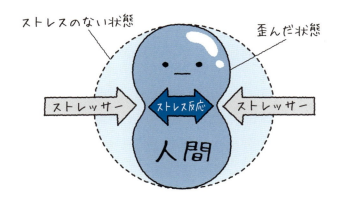

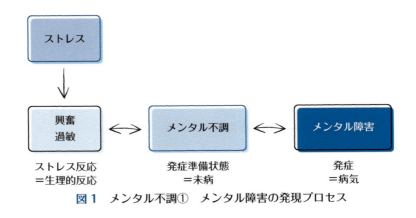

図1　メンタル不調①　メンタル障害の発現プロセス

り過剰な反応が消褪しています．何事もなかったかのように"けろりと"しているのです．しかしながら，ストレスが継続して負荷され続けると，次の段階の「メンタル不調」のフェーズに達します．メンタル不調のフェーズで，何らかの手当をしなれば「メンタル障害」に発展してしまうのです（図1）．つまり「メンタル不調」は「未病」に該当するということです．

メンタル障害発現リスク

　一般的な表現に「メンタルが強い」，「メンタルが弱い」という表現があります．これは非常に感覚的な表現ですが，ストレス耐性を示していると考えられます．ストレス耐性を比較する検査は存在しますが，その指標をもって，ストレス耐性が高いのでメンタル障害にならないとはいえません．メンタル障害の発現には，個々の特性が関係しています．もちろんこの因子によって，「発症しやすい」や「発症しにくい」というものではありません．

　図1の各フェーズ間の矢印は可逆性を示しています．理解しやすくするため，便宜上2つの矢印は同じ長さにしています．図2では，「ストレス反応」のフェーズから「メンタル不調」の間の矢印の長さが長くなっています．これは生理的なストレス反応は生じるものの，メンタル不調に移行するまでの期間が長いことを示しています．つまり，このようなパターンを示す人が，ストレス耐性が高いといわれる人です．ストレス耐性が高いといってもメン

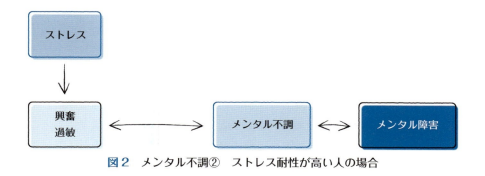

図2　メンタル不調②　ストレス耐性が高い人の場合

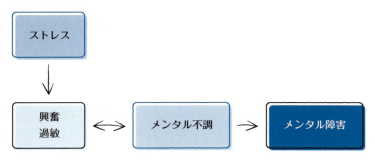

図3　メンタル不調③　メンタル障害を発病しやすい人の場合

タル障害にならない人など存在しないため，メンタル不調となって何らかのケアをしなければ，発症してしまうのは当然です．

　これに対して，メンタル障害を「発症しやすい」，ストレスに非常に脆弱な人も存在します．

　図3の各フェーズ間の矢印が極端に短い，つまり，悪化のフェーズへの移行まで時間が短く，手当をする間もなくメンタル障害が発現（発病）してしまう人です．精神疾患に罹患するケースではこのようなパターンが多く，「メンタル不調」と「メンタル障害」の間の矢印は可逆でなく，一方向の不可逆を示しています．発病すると何らかのケアや治療を継続して行わなければ，生活が困難であることを示しています．

第1章　メンタル不調

⬛ ストレス反応と神経ネットワーク

(1) 初期反応

　ストレスを発端とし，メンタル不調，メンタル障害へと移行する状態を神経系の変化にまで拡大してみてみます．ストレスが生じると正常な反応として，ドーパミン神経系とノルアドレナリン神経系が刺激されて機能亢進となります．ストレス刺激が継続すると機能亢進も継続します．

　それぞれの神経系が機能亢進している際にはドーパミン神経系の機能は前頭前野機能を高め，すべての刺激の総和がオーバーロードにならないように絶えずチェックを行いながら，どの刺激に対して反応するのかという取捨選択を行っています．

　ノルアドレナリン神経系は，覚醒度を高め，取捨選択で選択された刺激に注力を続けるよう集中力を補助する役割を担います．ストレス刺激が継続している状態では，初期反応を生じさせることによって普段より反応を俊敏にして処理を早めることで，過剰な処理状態においても恒常性を維持しようとします．この反応が続けられる期間内に「悪いストレス」が消失すれば，メンタル不調へ移行しないまま，ゆっくりと定常状態に戻りストレス反応は終わります．しかしながら，この初期対応ではコントロールできない状態へ移行するとメンタル不調に転じてしまいます．

(2) メンタル不調

　ドーパミン神経系とノルアドレナリン神経系の機能で処理できない状態＝恒常性が保てないほどのストレスであると判断すると，次は視床下部が反応します．視床下部は，コルチコトロピン放出ホルモン（corticotropin-releasing hormone：CHR）分泌を亢進させ，それに反応した下垂体が副腎皮質刺激ホルモン（adrenocorticotropic hormone：ACTH）を増加した結果，連鎖してコルチゾールを大量に分泌します．この反応は，視床下部がコントロールしている交感神経・副交感神経の調律と様々なホルモン分泌に影響を与えます．コルチゾールは，糖やタンパクの代謝を促進し，エネルギーサイクルを活発にさせ，免疫系には抗炎症作用を高めるように作用し，それらが全身に波及するように血圧を上げて循環量を上げるなど協働して，生体防御

1. ストレス・メンタル不調・メンタル障害

表1 神経伝達物質と機能

	セロトニン	ノルアドレナリン
起始部	縫線核	青斑核
投射部位	大脳皮質，視床，視床下部，扁桃体，線条体	大脳皮質，視床，視床下部，扁桃体
機　能	気分・認知・衝動 食欲・睡眠・性欲 自律神経	意欲・活動 食欲・睡眠・性欲 自律神経

機能を高めます．このように生体防御機能を高めて疾病への移行を防御しようとする状態が「メンタル不調」の状態です．

(3) ストレス反応ホルモン

コルチゾール受容体をもつ神経系は，コルチゾールが結合すると様々な遺伝子群を活性させ，ストレスによる神経系の防御機構を発現させると考えられています（脳内の神経ネットワークにどのように展開されるかは，いまだ正確には解明されていません）．

「メンタル不調」のフェーズでは，ノルアドレナリン神経系は，コルチゾールの分泌増加の影響を受け，さらに活性化されて機能亢進の限界の状態になっています．さらなるコルチゾールが分泌され，このノルアドレナリン神経系が機能亢進の限界を超えてしまうとメンタル障害へ移行します．

またコルチゾールの分泌がさらに続くと，記憶に関わる海馬がオーバーロードとなって，神経細胞死が生じることで海馬が萎縮することがわかっています．コルチゾールは，防御反応を増強するために導入されるのですが，諸刃の剣のような性質をもっているのです．

(4) ストレス反応におけるノルアドレナリンとセロトニン（表1）

「メンタル不調」のフェーズから，ノルアドレナリン神経系が活性して暴走し，「メンタル障害」へ移行するのを抑えるため，生体内の様々な生理機能を調整するセロトニン神経系が介入します．セロトニン神経系は裏方としてバランスを取ろうとしますが，調整期間が長期化するとセロトニン神経系は疲弊しセロトニンが枯渇します．その結果，ノルアドレナリン神経系機能が暴

第1章　メンタル不調

走状態となります．セロトニン神経系の支配が強い扁桃体や海馬がコントロール不能となり，それぞれの機能が低下します．

　このような状態では，「不安や恐怖」の情動を制御できず，物理的な刺激に対して，過敏に反応し，それは「痛み」の知覚に変換されてしまうようになります（個体によっては，実際に痛みの原因が存在しないにも関わらず，様々な箇所の「痛み」を訴えることがあります）．さらに，セロトニン神経系の抑制が低下することで，扁桃体に分布するノルアドレナリン神経系が過活性してパニック発作のような症状も誘発されるのです．

メンタル不調

2

ストレスがメンタル障害を引き起こすメカニズム

◻ メンタル障害と神経伝達物質

　第1章　1．ストレス・メンタル不調・メンタル障害，ストレス反応と神経ネットワーク（p.6）でも説明したようにストレス反応としてノルアドレナリン神経系が活性すると，それによって「不快」の感覚が生じ，それを是正するために調整機能を担当するセロトニンが大量に投入されます．精神活動に関わる主要な神経伝達物質であるドーパミン，ノルアドレナリン，セロトニンの3つですが，セロトニンはストックの余裕がない神経伝達物質のため，この調整が長期となると産生と消費の収支が合わなくなるため，最初に不足してしまう神経伝達物質です．セロトニンの不足は，新たに「うつ状態」を引き起こします．そして，その気分の沈みが新たなストレスになるという負のスパイラルが生まれます（図4）．

　各神経系はレギュレーションを是正しようと試みますが，喫煙の習慣がある場合には，タバコに含まれるニコチンの成分を大量に導入して，様々な神経系終末に分布しているニコチン受容体に作用させようと姑息的な対応を試みるために喫煙量が増加します．ストレスが高い状態ではチェーンスモークとなるのはこのためです．

　この悪い循環も何とかホメオスタシスを是正しようとしての対応ですが，それが破綻してしまうと，暴走状態となって最終的にはドーパミン神経系の過剰活性が惹起されてしまうのです．ドーパミン神経系の過剰な活性によってドーパミンの放出量が増加すると，行動が暴走してしまいます．このような暴走によって認知機能の低下が生じ，その代謝物であるノルアドレナリン

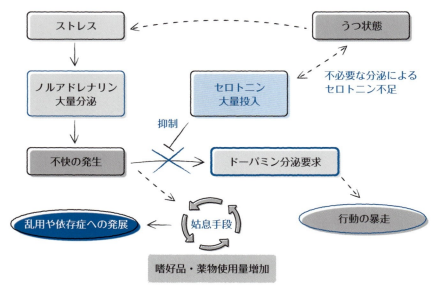

図4　神経伝達物質機構・動態とメンタル不調・障害発生の概念イメージ

が増加して衝動性が高まると，うつ状態でみられる「自殺」が引き起こされることが少なくありません．さらに放出が増加して過剰となれば，統合失調症様の状態となって（被害）妄想が生じるまでに至ります．

📦 メンタル不調＝神経伝達物質バランス調整期

　第1章　1．ストレス・メンタル不調・メンタル障害　図1（p.4）に神経伝達物質動態の説明を加えたものが図5です．各フェーズでは，ストレスによってバランスを崩された神経伝達系（システム）がそれぞれ元の状態に戻る際には，神経伝達物質の放出量が変動してバランスを取り戻そうとする調整機能が働きます．

　ノルアドレナリンとセロトニンの2つの神経伝達物質は，支配部位は違いますが，ともに生体機能の恒常性を維持するための自律神経（交感神経・副交感神経）系の調律をしているため，「メンタル不調」のフェーズではバランスを取り戻す過程で，自律神経症状が生じます．自律神経症状が複数出現し，循環器系症状，消化器系症状，呼吸器系症状，内分泌系症状などが多彩に生

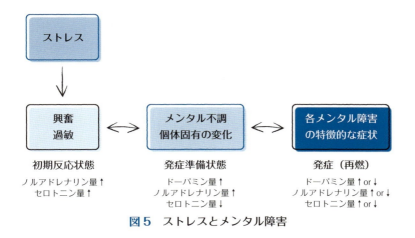

図5 ストレスとメンタル障害

じ，またその程度が変動するのは，前述のように神経伝達物質の放出量レベルを平常時に戻すバランス調整が行われることによって変動するからです．

このような背景を考えれば，メンタル不調時に向精神薬のような神経伝達物質量を調整する薬剤を用いることは，自己治癒を妨げることがわかります．メンタル不調のフェーズで治療に訪れたケースには，病的な状態でない「未病」である趣意を説明し，加えて現時点では薬物療法は不必要であり，ストレスを解消するかコーピングのための認知行動療法（cognitive behavior therapy：CBT）などの心理療法が有効であることを説明します．

—— メンタル不調 ——

3

身体的な不健康とメンタル障害

「慢性的な不健康」

「慢性的な不健康」とは，健康の大切さを認識して生活を見直す，または
しっかり治療に取り組めば，健康に戻れるものの，その改善のアクションを
起こさないことを指します．この「慢性的な不健康」は，身体的な不健康か
ら始まり，精神の不調へと伸展して最終的には生活に支障が生じるほどの著
しい心身の不健康へと帰結します．身体的な不健康の代表に生活習慣病があ
ります．生活習慣病である高血圧症は脳への血流において流量と圧力と老廃
物の回収に，糖尿病は脳が唯一使用する血糖（エネルギー）の供給に，脂質
異常症は脳血管そのものを破壊，高頻度で合併する脂肪肝による代謝不全か
ら高アンモニア血症を引き起こすなど，それぞれ悪影響を与え，メンタル不
調を惹起させます．肥満が原因の睡眠時無呼吸症候群では，睡眠不充足を引
き起こすため，メンタルだけでなく脳機能全体に悪影響を及ぼします．実際
に統計調査結果からも生活習慣病における「うつ」の合併は高頻度であるこ
とがわかっており，慢性的な身体的不健康が精神的不健康を引き起こすエビ
デンスであるといえます．

慢性的な身体的不健康とメンタル不調の予兆

メンタル不調予防のためには，その予兆をつかむことが重要です．身体的
に不健康な状態が継続していることはメンタル不調の予兆の1つとして捉え
ることができ，その身体的な不健康は，健康診断（健診）結果の経年変化か
ら判断できます．

3. 身体的な不健康とメンタル障害

予防措置を講ずる対象は以下の 3 群に大別できます.

①健診結果から治療の要否のために精査が必要な状態が連続している
ケース
②健診結果から要治療と判断されているものの自覚症状がないので受診
しないケース
③すでに治療を受けているが，一向に改善しない，または悪化が認めら
れるケース

さらに，①②群は，

a）健康とはいえないという自覚があっても大した問題ではないと考え
ているタイプ
b）健康に全く関心を示さないタイプ

に細分され，③群は

c）治療を受けているから大丈夫と楽観しているタイプ
d）現実を受け止めないタイプ

に細分できます.

このうち d）タイプは，心身の健康が悪化・急変するタイプです．改善に
取り組まない理由（言い訳）にも特徴があります．典型的なフレーズは，「自
分の身体のことは自分でよくわかっている」「誰にも迷惑をかけていない」です.

「慢性的な身体的不健康な人たち」が周りに与える影響

長期間にわたって不健康な状態が続けば，行動に何らかの変化が現れま
す．急な体調不良で仕事を休むことや少しの環境変化でも容易に不調となっ
て能力が発揮できないことが顕著となってきます．そのような状態が常態化
すると，職場ではいつ欠勤するかわからないために重要な業務に就かせるこ

第 1 章　メンタル不調

とができない，何か依頼したことがきっかけで不調となるリスクがあると判断される存在となります．このようなリスクを軽減した措置は，視点を変えると負荷を軽減されているのと同じ状態であるため，同じ職場で働く周りとの関係性では不公平が生じるのです．

このようなケースでは，当事者は問題者として認識されているという意識が全くなく，与えられた仕事はこなしているつもりなので，誰にも迷惑は一切かけていないという認識なのです．このように，「慢性的な身体的不健康な人たち」は，個人の健康問題だけにとどまらず，関係者すべてに相当なストレスを与え，当事者がメンタル不調となる前に関係者のほうが先にメンタル不調となってしまうというケースが増えてきているのです．

🔷 健康管理における就業制限

健康診断から次の健康診断までの 1 年間でとんでもなくデータが悪化するケースがこの数年で急増しました．これは，新型コロナウイルス感染症の流行による仕事と生活のスタイルの変化による悪い生活習慣が原因と考えられています．人は誰でも易きに流れるものですから，自分の楽なスケジュール，ペース，姿勢で生活することが許されると，現代型社会生活ではすぐに健康を害してしまうという証拠です．

その悪い結果から問題を自覚することや，特定保健指導を受けて生活習慣に問題があることを指摘されることで生活習慣の改善と修正ができる人も大勢います．しかしながら，不健康な状態を放置する集団が一定程度存在します．潜在的な「慢性的な身体的不健康」があぶり出されたという印象です．先にも説明しましたが，身体的な不健康は心身共に不健康に移行するため，健康診断結果が年々悪化するケースには早期介入による改善が必要なのですが，産業保健に関わる医療者が，この集団に生活習慣改善の助言や治療を受けるように勧告しても，なかなか応じないケースもしばしばです．

不健康であることが見た目でもわかるようになっても，就業を続けさせ，心身のいずれであっても病気で就業不能な状態となった場合には，職場の管理監督や安全配慮に問題があったと判断される可能性が高く，リーガルリスクが高いのです．個人の健康管理問題が，組織の存在にも強く影響するとい

うことです.

健康を取り戻させるという当事者の利益と，職場のリーガルリスクを回避するための判断としては，守秘義務がある産業保健スタッフ・人事と管理監督の役割のある上司との間で情報を共有し，そのうえで，安全配慮として就業を制限することで強制的に改善を促す必要があるケースが少なくないことを知っておく必要があります.

🗋 潜在的なコントロール障害

特定健診・特定保健指導が始まってから生活習慣病に対しての意識と認知は高まり，健康志向ではあったものの，仕事の忙しさから毎日の生活や身体に対するケアがおろそかになったせいで生活習慣病予備軍になってしまったという人たちは，こぞって生活習慣を見直すきっかけになり，この施策がある程度の疾病予防に貢献した感はあります.

しかしながら，今すぐ生活習慣改善を始めないといつ治療が必要になってもおかしくないというケースや，すでに治療を受けなければ入院が必要になる状態といえるハイリスク群ほど我関せずという態度を示します．それどころか，それらのハイリスク群に保健指導が必要と通知すると，「なぜそのような干渉を受けなければならないのか，余計なお世話だ」「仕事に支障をきたす」という内容の返信が送られてきます.

このような不毛な結果にならざるを得ないには理由があります．第2章6．依存症（コントロール障害）（p.71）でも述べますが，生活習慣病が悪化していく病理は，「依存症」の病理と合致するコントロール障害が基盤にあるからです.

依存症は精神疾患であるため，その疾患に特有の治療方法を用いなければ改善はなく，医療職の助言やカウンセリングで改善・回復することは期待できません．後述する依存症（コントロール障害）の項（p.71）を参照してもらえばよく理解できるはずですが，依存症（コントロール障害）は，適切な治療に結び付けなければ，依存の対象が変わるだけで本質的には健康状態は悪化を続け，最終的には心身の健康だけでなく，社会的存在まで失ってしまう障害ですから，健康診断結果がよくないという時点で手を打つことが望ま

第1章　メンタル不調

しいのです.

悪化する生活習慣病はコントロール障害

　空腹時の血糖値が年々高くなり,　個人に返却される健康診断結果票には
「糖尿病発症リスクが高いため生活習慣の見直しが必要」という指導が記載さ
れているにも関わらず生活習慣を改めず,　結局2型糖尿病を発症.　薬物治療
が開始され,　経口薬を服用することで血糖値が低下し,　病状が安定しても生
活習慣を改めたわけではないため,　また症状は悪化.　多剤での治療でもまた
同じことの繰り返しで,　最終的にはインシュリン等の注射剤での治療が必要
となってしまい,　それでも摂生せずインシュリン単位が増えていくという
ケースは少なくありません.　そして,　合併症の網膜症による視力低下が生じ
て初めて健康問題の大きさに気付く,　これはコントロール障害そのものであ
り,　表現型が身体の病にみえる精神の病なのです.

　当事者の行動に起因する身体疾患は心身の疾患が表裏一体ということが多
く,　健康を回復するには,　心身両面の同時治療が必要となるケースが少なく
ないことを知っておく必要があります.

第2章

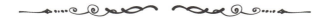

代表的なメンタル障害

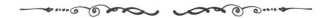

代表的なメンタル障害

1

「うつ」と「躁」

うつ病とうつ状態

　最近「うつ」という表記をよく目にしますが，一般の人にとって「うつ」といえばどのようなメンタル障害を想像するのでしょう．「うつ」は「うつ病」のことを意味していると理解している人が圧倒的に多いようです．「うつ」は，「うつ病」と「うつ状態」の両方を含めた表記ですから，「うつ病」と「うつ状態」を混同している表れでもあるため，それぞれを正確に理解しないで扱っている懸念があります．「うつ病」と「うつ状態」は，医学的にもそうですが，対応するときにも違いがあるため混同することは非常に問題です．「うつ状態」は，そもそも症状としての状態像を表しているだけで，厳密には傷病名ではありません．「うつ状態」の症状は，様々なメンタル障害に生

表1　「うつ病」の特徴的な症状

感　情	悲哀感，意気消沈，焦燥感
思　考	悲観的，自責的，思考制止
意　欲	口数が少なくなる，活発でなくなる
運　動	活動性減退
睡　眠	睡眠障害（早朝覚醒）
食　欲	ない（食事量は少ないとは限らない）
その他	疲れやすい，日内変動

1. 「うつ」と「躁」

表2 うつ状態を呈する疾患

精神疾患以外
・慢性疾患のコントロール不良
・月経前緊張症や更年期障害
・難治性疾患
精神疾患
・脳器質変性疾患
・アルコール依存症
・パーソナリティ障害
・統合失調症
・不安症，パニック症
・ストレス障害

じる症状で「うつ病」の特徴ではないのです（**表1**）．「うつ状態」は「うつ病」に生じる症状ですが，「うつ状態」を認めても「うつ病」であるとは限らないのです．

「うつ状態」にはベースに何らかのメンタル障害が存在しているということは，そのメンタル障害ごとに効果的な治療方法も違うということですから，精査による鑑別が必要なのです．

うつ病とうつ状態の違い

一般の人だけでなく精神科を専門外とする科目の医師たちも2つの違いは正確に理解しておらず，個々の精神科医の表現方法の違いや学派による表記の違いぐらいにしか思われていないこともあります．「うつ病」は「病」の文字が示す通り，疾病そのものを示しています．診断が確定しているので，誤診でなければ「うつ病」の標準的な治療を開始することができます．これに対して，「うつ状態」は先にも述べたように状態像を表しているに過ぎず，厳密な精神医学的観点からすれば「うつ状態」は確定診断がされる前に著しく前面に目立つ状態像を示しているだけです．

初診（初見）で診断名を「うつ状態」と表記する場合，精査中ということを意味するという解釈では問題はありませんが，その後の観察や分析では最終的にはどのようなメンタル障害における「うつ状態」であったのかを示す必要があります（**表2**）．

第2章　代表的なメンタル障害

「原因は不明だけれども症状は回復したからよかったね」と内科や外科で説明されたらその治療に納得するでしょうか？　その担当医師を信頼するでしょうか？　どちらも No！と答えるはずですが，実際に精神科では原因不明（＝「うつ状態」）のままで終診ということが罷り通っているため，非常に問題なのです．なぜ問題かという理由は，「うつ」は繰り返されるケースが多いため，再発の予防が重視されてきていますが，「うつ状態」の原因であるメンタル障害を特定しておかなければ，再発防止の行動自体の取りようがないからです．再発予防として注意すべきは，「うつ状態」を引き起こしたベースとなるメンタル障害に起因する言動，社会生活，特に対人関係における問題を解決しなければ，同じことが繰り返されるだけです．当事者も関係者も再発防止のためにはどうするべきかという最良の方法を考える場合には，「うつ状態」と「うつ病」の違いをきちんと説明し，「うつ状態」について原因となるメンタル障害が何であったかを精査して確定し，説明することが不可欠なのです．

「うつ状態」を呈する様々なメンタル障害

本人が納得せずに連れられて受診するケースを除いて，自発的に精神科や心療内科を受診するケースの多くは，気分が優れない，意欲がないことが主訴です．特に「うつ病」の啓発が進み，ストレスチェック健診が定着したこの5年ほどは，産業医面接や精神科での診察時にストレスが原因で「うつ状態」となったと当事者から申し出るケースが増加していた印象を受けます．ストレスチェック後面接を申し出るケースで「うつ病」であることはまれで，「うつ状態」が認められる「ストレス障害」や「適応障害」という診断となるケースがほとんどです．先にも述べたように「うつ状態」がみられるメンタル障害は少なくありません．

古い診断基準で"○○神経症"と称されていた不安症，パニック症，強迫症や過大な負荷による外因（ストレス）で引き起こされるストレス障害〔急性ストレス障害，心的外傷後ストレス障害（post traumatic stress disorder：PTSD），適応障害〕，社会的成長環境に問題があることで引き起こされるパーソナリティ障害や様々な依存症，また代表的な精神疾患である統合失

調症や器質的な変化によって起こる認知症（血管性，アルツハイマー型でも），これらすべてに「うつ状態」は現れるのです．

統合失調症や認知症関連の疾患は，多くのケースで「うつ状態」以外に特徴的な症状が存在するため，初見（初診）で診断できなくても，精査した結果，確定診断ができます．それ以外のメンタル障害では，鑑別が難しいことは少なくありませんが，最後まで診断がつけられないことはまずありません．

対症療法としての薬物治療

「うつ病」も「うつ状態」も不調となるトリガーは，脳神経の信号伝達が普段と違う状態になることです．精神活動は，神経細胞と神経細胞の隙間を神経伝達物質の放出と受容による電気的な信号の伝達を制御することによって生じています．「うつ病」も「うつ状態」もこの機構における神経伝達物の放出量が変化することによって生じます．

そのトリガーとなる神経伝達物質はセロトニンで，セロトニンの放出量が減ることによって不調が始まります．第1章　1．ストレス・メンタル不調・メンタル障害，ストレス反応と神経ネットワーク（p.6）でも説明しましたが，主な精神活動を司るセロトニン神経系，ノルアドレナリン神経系，ドー

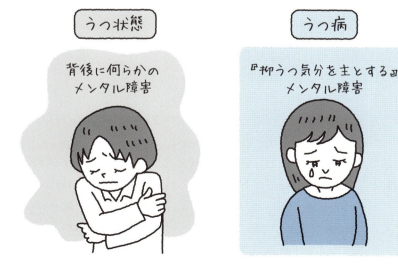

第2章　代表的なメンタル障害

パミン神経系が関わり，それぞれの病態を作りだし，さらに個体の脆弱性によってその組み合わせが変わってきます．

「うつ」という十把一絡げに扱うことが問題である理由は先に説明しましたが，なぜ混同してしまうような扱いの表記となったかという1つの理由が，「うつ病」も「うつ状態」も治療初期に薬物療法を用いることと，その薬剤の選択が似ているからです．

経験的に典型的な「うつ病」は薬物療法が効果して改善もみられます．反復する難治性（＝薬物療法の効果がない）「うつ病」では反復経頭蓋磁気刺激療法（repetitive transcranial magnetic stimulation：rTMS療法）が行われます．また，「うつ病」ではないメンタル障害に「うつ状態」が生じているケースでは，初期の回復には薬物治療が奏功しますが，薬物療法だけでは完全に回復しないことが多く，精神療法や心理療法を併用しなければ回復せず，また短期間での再発が多いのです．つまり，「うつ」の薬物療法は，「うつ」の原因を改善する根治療法ではなく，対症療法に過ぎず，長期的には治療法が分かれるということです．

▷関連知識

◎ 内因性うつ病

これまで説明しましたように「うつ」という大きな枠での解釈から，どれが本当の「うつ病」かが捉えにくくなっています．「うつ」で思い浮かべるイメージは，何らかのストレスがきっかけで，気分が沈んでやる気がでないというものが一般的ですが，純粋な「うつ病」すなわち「内因性うつ病」では，何も誘因などきっかけがなく，時計仕掛けのようにある瞬間から不調が生じるということがあるため"内因性"なのです．疾病性として典型的な特徴があります．それは，性格因といわれ，真面目，几帳面，責任感が強いという性格であることです．うつ病を発症すると，この性格が原因で，周りに迷惑をかけるので仕事を休むことができないと考えてしまう認知機能の異常，できない自分を責め，死ぬしか

ない，と悪い思考に転じてしまいがちで，病状をさらに悪化させます．当然ながら，自分から精神科を受診することなどなく，周りに諭されて，やっと治療が開始されるというケースがほとんどです［現代型の「うつ」のように自ら，うつ病ではないかと受診して，「やっぱりうつでした！休職します」などということは，（内因性）うつ病には絶対にあり得ないことなのです］．

　このうつ病の主たる症状は，「抑うつ気分」ですが，二次的な症状として特徴的な症状が3つあります．「抑うつ気分」によって，自分の力で何も解決できないことを，四六時中味わうことから生じる苦痛や悲哀があり，それを「生気的悲哀」とよびます．

　うつ病の原因は，セロトニン神経系やノルアドレナリン神経系のバランス不調ですが，そのバランス不調は，精神活動だけでなく，身体機能へも影響が生じます．自律神経系の大部分が，これらの神経系の支配を受けているからです．特に脳内以外のセロトニン神経系のほとんどが腸管に分布しているため，蠕動運動が減じて消化管機能は低下します．その結果食欲低下や排泄の変化が顕著となり，外部から必要なエネルギーと栄養素の補給がままならなくなります．思うように行動できず，精神エネルギーの無駄な消耗が続き，1日のエネルギー消耗が限界を迎えると，夜の早い時間帯に崩れ落ちます．これは眠ったようにもみえますが，"睡眠"ではなく"気絶"に近いものです．栄養素の補給が減少していることは，必須アミノ酸の供給も不足しているため，必須アミノ酸のトリプトファンから生成されるセロトニンの不足が解消されないという悪循環が続きます．さらにはその代謝物である睡眠の安定を維持させる神経伝達物質のメラトニンも減じてしまうことから，睡眠が維持されなくなるため，「早朝覚醒」が生じます．そのまま覚醒状態が継続し，疲れも取れぬままに活動しなければならない朝の時間を迎えます．

　その状態のまま，辛い午前中を何とかしようとしても，思考も行動も思うようにならず，悶々とすることで無駄に精神エネルギーの消耗が続き，状態はさらに悪化します．1日を終える夕方には"今日はもう終わる，もうやらなくてもよい"という免罪の気持ちが生じます．このよう

な1日の感受性の変動を「日内変動」といいます．これは，午前が最悪に辛く，夕方のほうがまだマシであるという感覚です．ですから夕方になるとよくなるのではありません〔自称「うつ」の人は午前中やる気がなくて，夕方になると調子が戻ってプライベートな時間になると元気になって活動できる（遊べる）ようですが，これは日内変動とはいいません〕．真の「うつ病」は，これらが2週間以上絶え間なく続く状態をもって診断できますが，このような状態では客観的に誰の目にもわかり，病気であるので治療を受けるべきだと考えるのですが，冒頭に述べたように諭されてやっと受診するのです．

気分の波と気分の障害

　人には誰にでも気分の波はありますが，その振れ幅が下限を下回る状態が「うつ状態」，上限を上回る状態が「躁状態」です．「うつ病」での気分の下振れは大きく，「どん底」にまで至ることがほとんどで，その他のメンタル障害に生じる「うつ状態」はまれに「どん底」に至ることはあっても短期間であって，ほとんどが健常域の下限付近を往き来するようなイメージです．

　「躁」では，上に振り切れる「躁状態」と上限から少し上を変動して振り切らない状態でいる「軽躁状態」とに分けられます．この2つの違いも「うつ」と同じように程度の違いではありません．これらの違いはそれぞれの行動が社会的に問題＝病的と判断されるかどうかです．「躁状態」では，当事者は気分が上がっているという自覚しかありませんが，躊躇なく危険行為や迷惑行為を起こし，誰にも理解できない過激な言動が認められ，自他共に不利益が生じます．「軽躁状態」では，エネルギーにあふれ，創造性やオリジナリティに富んだ活動が生じ，その結果が場合によっては自他共に利益となる行動と評価されることがあります．「軽躁状態」が持続し，「躁状態」に至らないケースを「軽躁者」とよぶことがあります．「軽躁者」であって「軽躁病」でないのは，病気は自他共に不利益を被るものという考え方があるからです．「躁状態」が継続して脳内の神経伝達物質バランスが悪化すると誇大妄想などの病

的体験や興奮による暴力などが認められるようになります．これは，ドーパミン神経系とノルアドレナリン神経系がともに過剰に活性している状態を表します（躁状態ではドーパミン神経系とノルアドレナリン神経系のうち，ノルアドレナリン神経系の活性のほうが優位であると考えられます）．

「躁状態」が生じるメンタル障害は，「躁病」「双極症（双極性障害）」「統合失調症などの精神病」ですが，「うつ病」の対局にある「躁病」は多く存在せず，「統合失調症などの精神病」における躁状態は，躁状態よりも重大な症状がありその治療を行うことで躁状態も治まるのです．躁状態の治療については，後述します．

躁状態にみられる症状

(1) 不眠症状

躁状態はエネルギーが有り余った状態です．うつ状態と躁状態ではいずれ

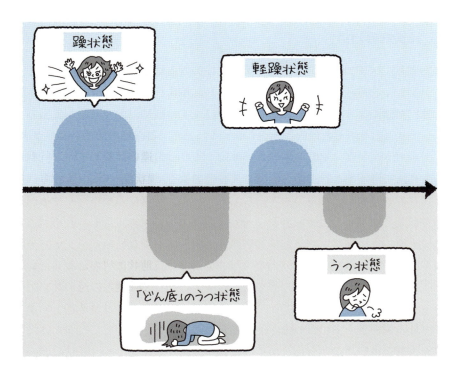

も睡眠障害を伴いますが，前者は眠りたいのに眠れず苦悩する不眠，後者は眠らなくても元気でしょうがないという不眠です．躁状態では夜中も眠らずに何か次々と行動を起こし，そのままの勢いで寝ずに翌朝まで多動，過活動がみられます．

(2) 浪費行動

躁状態のケースのほとんどに，浪費行動があります．浪費を超して散財するケースも少なくありません．車や住宅などの超高額の契約をしようとすることや，同じ物を大量に購入するなどです．浪費行動は，個人差がありますので，あくまでも普段と違う“お金の使い方”をするという行動変化です．

(3) 理性の欠如

躁状態では他人に過干渉となる，何事にも関与しようとします．はしゃいで周囲を圧倒するなど，理性的に行動が制御できなくなります．その行動が原因で社会的地位や利益を損ねることもしばしばあるため，理性を欠いた行動が出現したときは，即治療を受けさせる必要があります．

躁状態の治療

先にも述べましたが，躁状態を呈している場合はドーパミン神経系とノルアドレナリン神経系がともに過剰に活性し，特にノルアドレナリン神経系の活性化が強くなっています．この状態を是正するには，ドーパミンとノルアドレナリンのそれぞれの受容体を遮断することが一番簡単な方法となります．

ドーパミン受容体遮断作用のある薬剤，それは抗精神病薬ですが，抗精神病薬を主に治療薬として用いる統合失調症のように常にドーパミンが多く放出されている病態とは違いますから，ドーパミン受容体遮断作用が強めの抗精神病薬を使用すると過鎮静となって寝込んでしまいます．そのため，躁状態の治療に使用推奨される抗精神病薬は，副作用が少ない新しいタイプの抗精神病薬に限られ，「双極症（双極性障害）における躁状態」の治療薬として保険制度上承認されている薬剤を選択します．また，神経系の過活動が脳神経ネットワークに電気的なオーバーシューティングを生じさせることによって気分の変動を上下に振れ過ぎる状態を防ぐ方法として，抗てんかん薬に属する薬剤を用いることもあります．これらは気分安定薬（mood stabilizer）

と表記されています．いずれの種類の薬剤でも効果が完全でない場合には，それぞれのカテゴリー（抗てんかん薬と気分安定薬）の薬剤から1剤ずつを選択して併用した薬物療法を行うこともあります．

補足：「躁状態の治療」に用いられる「抗躁薬」という日本にしかないカテゴリーに分類される薬剤に炭酸リチウムがあります．臨床で長く用いられているのですが作用機序は明確ではありません（ノルアドレナリン神経系の過活動を是正する作用機序があると予想されています）．炭酸リチウムの効果は個人差がありますが効果するケースには非常に有用です．ただ，炭酸リチウムを薬物療法に用いる場合は，リチウム中毒という不可逆な小脳失調症状や中毒死のリスクがある薬剤であるため，定期的な血中濃度管理が必須となります．

(1) 双極症と抗うつ薬

双極症（双極性障害）のうつ病相（うつ状態）も，脳神経ネットワーク内の神経伝達物質バランス異常ですが，「うつ病」のようなセロトニンやノルアドレナリン神経系の機能低下による病態ではありません．そのため，双極症（双極性障害）でみられるうつ状態を抗うつ薬によって治療しようとすると，かえって神経伝達物質バランス異常が悪化する可能性があります．このため，双極症（双極性障害）の「うつ病相」には抗うつ薬は基本的には用いません．また「うつ状態」に抗うつ薬による薬物療法を用いて症状が悪化する場合や躁状態に転じる場合は，「うつ」ではなく，双極症（双極性障害）の「うつ病相」であったという判断となります．

関連知識

◎ 再発予防のための疾病教育

薬物療法によって，躁病や双極症の多くのケースでは上振れした気分が是正されて生活への支障がなくなるというメリットが生じるのですが，その反面，軽い躁状態程度であるほうが，活動的でいられることや仕事がはかどるなどのメリットが失われることになります．後者は病的

第 2 章　代表的なメンタル障害

なエネルギーによって得られているものですから健康的メリットではありませんが，当事者にとっては"力を封印された"という認識となってしまうのです．そのため，服薬を自己判断で中断してしまいます．双極症の多くは，予防的に薬物療法を続けておくことが好ましいケースが多いため，自己判断での薬物療法の中止は再発のリスクを高めます．治療薬には，その人が本来もっている能力まで喪失させる作用はないことと，仕事の能力や創造性は病状が安定すれば，適正に発揮できることを丁寧に伝えることで，この再発のリスクを予防するようにします．

「うつ」・「躁」それぞれの薬物療法において，回復期には，デメリットとなる副作用しか感じられなくなるため，自己判断で服薬を中止するケースが少なくありません．また普段と少しでも違った変化を感じたときには，再燃の兆しかどうかを鑑別するために，受診するように指導しますが，また薬を増やされるのではないかというネガティブな思考から受診しないことも少なくないため，家族や関係者にも疾病の性質の理解と治療を途中で止めないように説明します．

▷◁関連知識

◎ 双極症とパーソナリティ障害

双極症には大別して 2 つのタイプがあり，診断分類では I 型と II 型という分け方をします．その違いを簡単に説明すると，ともに躁病相（躁状態である時期）とうつ病相（うつ状態である時期）をもつメンタル障害なのですが，躁病相の長さが違います．II 型はうつ病相が長く，躁病相があっても短いという特徴があるとされています．

うつ病相と躁病相のそれぞれの病相は，詳細な問診によってエピソードを抽出した内容を精査して診断しなければならないのですが，最近では躁状態のエピソードといえないような，たとえばうつ状態にしてはエネルギーがある，エネルギーがないはずのうつ状態にしてはイライラや

28

攻撃的な症状があることをもって「躁」のエピソードと判断し，うつ病相が主であるが，躁病相も少しあるのでⅡ型と診断される傾向があります．

　双極症（Ⅱ型）と診断されて治療を受けているものの一向に改善しないケースでは，担当医師がエピソードと判断した躁病相やうつ病相が間違った判断であった可能性が高く，セカンドオピニオンで精査されると，パーソナリティ障害や大人の発達障害であったというケースがよくみられます．職場で「うつ状態」や「双極症（双極性障害）」を事由とした休復職を繰り返す従業員がいる場合は，公立病院や大学病院などの精神科を受診させて，受けている診断と治療について精査の後，意見をもらうよう助言する必要があります．このようなケースに限らず，休復職を繰り返すケースでは適切な治療が行われていない可能性があるため，職場の義務である従業員の健康維持増進と当事者の利益を考えても，セカンドオピニオンとして受診命令を行うことも１つの考え方です．

第2章

代表的なメンタル障害

2

不安症・パニック症・強迫症

🔷 不安症

　不安症は不安障害ともよばれます．特別な理由もなく漠然とした不安，極端な場合には恐怖の感情が生じることで，過剰な緊張，次いで行動の抑制が生じる疾病です．健常者の「心配」の程度とは比較にならないほどの強いインパクトがあり，冷静になることさえできず，自分の力ではそれがどうしても抑えられない状態となります．症状が治まった後に不安の内容を冷静に考えれば，どうしてそのような言動になったか当事者が理解できないことが多いことからも，論理思考や理性をコントロールする前頭前野機能と情動をコントロールする扁桃体機能の連携不全が原因と考えられています．緊張しやすい特徴があることから，性格が内向的，気が弱い，内気と思われがちですが，多くのケースで発症後にこのような性格がみられようになることが多く，発症前まではこのような特徴はなく，むしろ活動的・社交的であったというケースも少なくありません（発症すると別人のようだと言われることさえあるのです）．

　発症には何かしらのストレスとなる出来事がありますが，ストレスと感じる個体差があるため好発年齢はありません．ただ，社会生活を始めたことで生じる様々な社会ストレスに加えて，予期しない高負荷やライフイベントをきっかけに発症するケースが目立ちます．不安症状によって生活に支障が生じるケースも少なくありません．

　具体的には普段の生活のなかで，不安や恐怖を感じる必要など全く何もない場面で，不安・緊張・恐怖を感じ，その反応として動悸や発汗，ひどい場

合には震えて動けなくなる状態となるのです．このような極度の不安症状を一度体験してしまうと，同一でなくても類似の環境や条件の下では同じ症状が引き起こされるため，そのような環境や条件を回避する行動を取るようになります．このため，活動内容が制限され，生活範囲さえも限定されるようになり，極限状態に陥るとセーフティゾーンが自宅だけとなって外出もできなくなり，ついには自室だけとなって引きこもってしまうケースもあるのです．

(1)「不安」の誘発原因

日常生活において不安が生じやすい人は，物事の全体像を捉えずに，一部だけを見て・聞いただけで，熟考せずに行動し，その結果トラブルを引き起こし，悩み，不安な気持ちになるというプロセスが多くみられます．物事に対しての正しい客観的把握と社会的適正な対応ができないという「脳の癖」が原因という見方ができます．

右前頭葉は，論理的に統合した思考結果を行動として現す機能を担っていますが，この機能にトラブルが生じると情報処理において最適に処理されていない結果をもとに行動を起こすため，想定外の事象に遭遇することになり，緊張が生じ，連鎖して「不安」を生じさせてしまうのです．

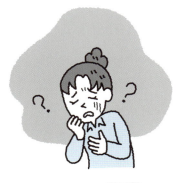

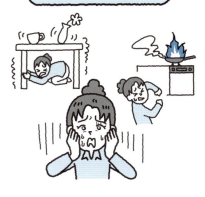

第2章　代表的なメンタル障害

　情報処理能力が欠如しているのではなく，未処理の状態で出力してしまう「悪い癖」は，薬物療法では改善させることはできません．改善，つまり治療としては，「悪い癖」を「良い癖」で修正していく必要があります．それには，普段の生活で経験するすべての事象において，自ら振り返りを行い，どのような行動が最適であったかという考察を重ね，次の実際の行動を起こす際にその考察結果をフィードバックさせることで，「悪い癖」を「良い癖」に修正するという思考のトレーニングを繰り返します．

（2）不安症の治療

　不安症の主たる治療は，CBT です．前項（p.31）で説明した思考のトレーニングは，CBT の1つですが，それができないほどに不安症状が頻発して，行動が制限されている場合には薬物療法を用いて，状態を安定化させる必要があります．

　不安症状の発現頻度や強度が高すぎると先の説明のようにすべてを忌避して，不可逆な病態に転じる可能性もあるため，抗不安薬を短期間に限定して頓服薬として用いることがありますが，基本的には様々な機能を調整するセロトニン神経系に作用する選択的セロトニン再取り込み阻害薬（selective serotonin reuptake inhibitor：SSRI）による薬物療法が推奨されます．SSRI を6か月から1年未満の期間投与することで，情動をコントロールする扁桃体や記憶に関わる海馬のセロトニン神経系に作用して受容体感度を低下させることによって，不安症状の発現の発端となる過活動が抑制され治療効果を示すと考えられています．

　ただ，薬物療法だけでの回復（寛解）率は二十数％程度であることから，生活への支障をなくすためには CBT が必要となります．

🎲 パニック症

（1）拡大診断による問題

　不安症状の対象が不明確で漠然としていても，それが「生命の危機」「死んでしまうかもしれない」という明確な感覚となる「パニック発作」が生じるケースをパニック症と分類します．不安症と区別するのは，生物学的に違いがあると考えられている背景にあります．それは，生物薬理学的研究が盛ん

2. 不安症・パニック症・強迫症

となった 1970 年代に，パニック発作がイミプラミンという三環系抗うつ薬で抑えられたという報告や発作後の血液検査で血液中の乳酸値が異常高値を示し，乳酸を意図的に静脈注射するとパニック発作が誘発されるということが報告されたからです．このように生物学的素因が病因である可能性は，治療による症状の寛解においても，その程度に限界があることを示唆しています．そのため，治療や当事者の努力だけでは，健康に生活することは困難であるため，周りの理解と支援が必要となります．

　ところが，現在ではパニック症の診断は拡大解釈による診断基準となる傾向にあります．それは，不安を感じた際に伴う症状項目（動悸，発汗，めまい，息切れ感など）が規定数以上あれば，それをパニック発作と定義し，「反復する（2 回以上）予期しない」パニック発作が生じた後に，また発作が起こるのではないかという「予期不安」の存在と不安が生じないようにする回避行動，それらが 1 か月以上続けばパニック症と診断されるようになってきています．さらに問題なのは，「パニックを起こす」「パニクる」という日本語の示す意味は，「取り乱す状態」ですが，それを文字通りにパニック発作と取り違えて診断している医師がいることです．

　拡大診断により，生物学的素因による疾患で当事者の努力だけでは生活も困難となるケースとは異なり周りの理解と支援が必要ではないケースが多く紛れて存在するということです．広義の診断基準でパニック症と診断されたにも関わらず，患者の多くが，治らない疾病なのだからと治療への前向きな姿勢をみせないケース，必要以上のサポートを求め，すべての問題を疾病に起因することなので容赦してもらって当然という態度を取るケースが少なくないという問題が生じています．

(2) 治療

　現行の診断基準でのパニック症に対する標準治療は，SSRI による薬物療法と精神療法（CBT）の併用です．どちらかというと後者に重点を置く治療が推奨されています．

　前項 (p.32) でふれた生物学的素因を考慮した狭義の診断によって「パニック症（パニック障害）」と診断されていたケースでは，セロトニン神経系機能の増補が奏功すると考えられるため薬物療法のみで寛解することもありま

第2章 代表的なメンタル障害

す．その場合の薬物療法は主剤にSSRI，補助的にセロトニン受容体アゴニスト（タンドスピロン）を用います．もちろん治療効果増強と再発予防のためにCBTを併用することが治療効果を高めます．

多くのパニック症では，薬物療法は補助的役割で，主たる治療法はCBTです．パニック症では，疾病を正しく理解させる心理教育がCBTの導入で特に重要となります．

🗊 強迫症

何度も同じ考えや行動が繰り返し生じ，それが意味のないことだとわかっていても，止めることができず日常生活に支障が生じる障害です．その強迫観念や行為を止めようとすると強い不安や不快が生じるため，またそれらを続けることで安心が確保できるというジレンマの応酬が行動を支配してしまいます．

その通りに実行しなければ何か悪いことが起きるという不安と恐怖がいつもあるため，『繰り返しの行動』を継続しなければならないという当事者の言動は，意味が理解できない（儀式的）行為や固執やその固執を実現するための依頼などは，他人の目には，奇異な言動と映ります．

（1）確認行為＝不安の解消

健常者でも心配事があれば，普段と違って何度も安全を確認する行動を取ります．これはどのような行動を取れば，心配事が解消できるかという論理的プロセスに基づいています．確認行為は不安を解消させるために生じているということから，強迫観念の起源は不安ということになります．健常と強迫症の違いは，強迫症の不安は生じる頻度が高頻度であることで，高頻度で生じる不安を解消するために確認行為が短期間に繰り返されるということです．これが長期的には，不安の解消でなく，安心の確保のための担保の行為となるのです（行為の儀式化）．

（2）強迫症の治療

高頻度に生じる不安は，セロトニン神経系の機能低下による調節障害によって引き起こされていると考えられます．そのため強迫症に対しても，不安症と同様にSSRIが薬物療法として用いられます．しかしながら，実際に

はSSRIの効果は，強迫行為を多少軽減させるものの，患者が社会生活を送るうえでの不都合を解消するほどの効果が認められるのは，せいぜい2〜3割程度です．さらに不安症では薬物療法にCBTなどを併用することで，改善率は上昇するものの，強迫症では薬物療法と精神療法を併用しても改善効果はみられないことが多いのです（薬物療法＋CBTでも寛解率は50％以下といわれています）．

　不安症における主たる原因がセロトニン神経系の機能低下であることに対し，強迫症は，不安を解消する行為が本来の意味を失い，行為を起こす＝儀式化することで脳が興奮を引き起こす状態に変化していきます．その興奮を求める状態が確立されてしまうと，セロトニン神経系の機能低下とドーパミン神経系の機能亢進という複合状態が継続してしまうからです．ドーパミン神経系が亢進している疾患の代表は統合失調症ですが，統合失調症の治療薬でドーパミン受容体を阻害する抗精神病薬（リスペリドンやアリピプラゾール）を投与したところ，強迫症の症状が改善したという報告があります．これは前述の考え方が妥当だという裏付けといえます．

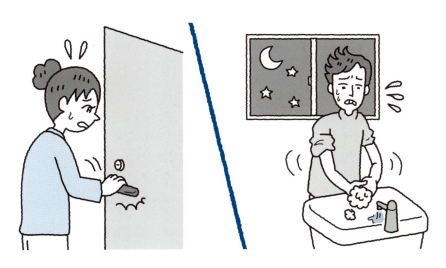

第2章　代表的なメンタル障害

関連知識

◎ 処方薬依存

　治療薬が原因で生じる医原性の薬物依存，いわゆる処方薬依存があります．「抗不安薬」のなかでもベンゾジアゼピン系抗不安薬の依存症です．症状を緩和させるために回数や用量を自己判断で増やす，作用が早く，効き目が実感できる薬剤でないと効果を感じなくなる，指示通りの服用をし，症状が治まっていても薬剤を止められない，などが処方薬依存です．精神科を専門としない医師が注意喚起を行わずに安易に処方を続けたことで処方薬依存を生じさせるというケースが増加しています．最近ではベンゾジアゼピン系抗不安薬を短期間服用しただけで，依存を形成したケースが報告されていることから，絶対に処方しないという医師も増えています．

　しかしながら，不安症状が著しい患者に対して，薬物療法なしでの治療アプローチが困難なことは事実です．また，不安症患者にとって，医師に薬剤を処方される行為自体が「安心」の心理を生じさせるということがわかっています．そのような背景を考慮した薬物療法として依存が生じにくい非ベンゾジアゼピン系のクエン酸タンドスピロン（以下タンドスピロン）が用いられます．薬理学的には，タンドスピロンは，セロトニン1_Aパーシャルアゴニストであり，不安を発生させる情動をコントロールする扁桃体の抑制に働くことからも薬理学的理論上も純粋な抗不安薬といえます．不安症では不安をすぐに解消したいために速効性を求めるのは，当然の患者の心理であるため，タンドスピロンはベンゾジアゼピン系抗不安薬と比較して，効果を実感するのに時間がかかるため（これが依存を形成しにくい性質でもあるのですが）ドロップアウトが多いという欠点があります．

第2章

―――― 代表的なメンタル障害 ――――

3

ストレス関連障害

意識されないストレス

第1章　1. ストレス・メンタル不調・メンタル障害（p.2）でストレスがメンタル不調を引き起こすことについて説明しました．その内容からもストレスで問題なのは，その過重性であることがわかります．"過重"であるからには，そのストレスとなる事象は意識されるはずなのですが，実際にストレス関連障害と診断されるケースのなかには，意外なことに"過重なストレス"となるようなものが思い当たらないと答えるケースが少なからずいるのです．どれだけ問診の方法を変えても思い当たらないと回答します．この原因は，ストレス負荷が常態化している環境に置かれ，また周りにも同じ環境や負荷の人が複数存在することで，その状態が異常であるということを意識できなくなっているからです．日本で働く人の多くが，ある種の異常な協調性に支配されて，良くも悪くも適応することに集中する傾向があり，それに拍車がかかると知らず知らずに過剰適応状態となり，ついには疲弊して不調をきたすというケースが非常に多いのです．

諸外国に比較して，仕事が原因でストレス関連障害を発症するケースが異常に多いのは，このような特殊な問題があるためと考えられます．

また，ストレス耐性への過信やストレス脆弱性への否認という問題も考えられます．生きていくにはストレスはつきものであり，そんな小さなことで自分が潰れるわけはない，ストレスに弱いなどと思いたくないという否認です．このため実際のストレスを過小評価し，意識しない状態を作ってしまっているのです．

第2章　代表的なメンタル障害

　ストレスが原因のメンタル障害が増え続けていることから，ストレス対策の重要性が啓発されても，前述のような「意識されないストレス」に対しては対策しようがありません．そのため，「意識されないストレス」を自覚させる方法の1つとして「ストレスチェック（健診）」を受検することが有用となるのです．

🔲 ストレスのパズル

　先の過重であるのに「意識されないストレス」によってストレス関連障害を発現するケースとは違い，ストレスだと思われる事象はいくつもあるものの，それぞれはそれほど過重でなく，健康を害するほどのストレスがあるとは思えないものの，ストレス関連障害が発現するケースも増えています．

　生理学的には外界からの負荷はどのような小さなストレスでもストレス反応を起こします．小さなストレス反応が絶え間なく続くと反応から解放される期間がなく，耐性や可塑性が失われていきます．このようにストレス耐性閾値が低下すると，本来ならば耐えられるはずの負荷に耐えられずストレス関連障害が発現してしまうのです．

　これをわかりやすくするために，「ストレスのパズル」という喩えで説明します．具体的には，ストレスをパズルの小さな「パーツ」として喩え，一つひとつが，小さなパーツであったとしても，それがすべて揃った瞬間に健康障害という『ストレスの絵』を完成させてしまうという説明です．また，再発防止には，ストレスをすべてなくすことはできなくとも，「最後の1ピース」が揃う前には何らかの変調が必ずあるはずなので，そのモニタリングを忘れないようにと助言します．

📢 関連知識

◎ ストレスを作り出す習性

　ストレス関連障害には，ストレスを作り出す思考の習性という脆弱性が存在します．この習性は成長環境によって後天的に獲得されるものと

考えられています.

幼児期から学童期に，大人（主に親）から高圧的な態度，大声での罵声，身体的暴力などの不快な刺激を（個体差がありますが）一定以上受けると，刺激に対する感受性が高く，敏感となります．このため，ストレス反応の閾値が低下した神経反応過敏ネットワークが構築されます．この過敏に反応する神経系ネットワークは，無意識に行動に反映される"習性"を作り出します.

この習性により，以下のような行動を引き起こす傾向があります.

> ・精神活動に使うためのエネルギーを，悪い記憶の想起や最悪の事態の想定のために使ってしまう
> ・生活のなかで体験する様々な事象に共感できないため，孤独を好んでいるわけではないにも関わらず，結果として孤立してしまう

このような行動は無意識に生じているため，逐一行動を意識して行動を変容させなければ，社会生活を送るだけでも，自らストレスを作り出してしまい，ストレスの連鎖を生じさせてしまうのです.

ストレス関連障害

ストレス関連障害は，発現する直前までセロトニン神経系機能を亢進させて，様々な神経系のバランスを調整して，その発現を抑制しようと試みます．それが不調におわり，オーバーロードとなってセロトニン神経系機能が低下した時点で，些細な出来事にでも反応して不安が生じるようになりストレス関連障害が発現します．セロトニン神経系機能の低下は，ノルアドレナリン神経系機能を亢進させることにもなり，同時に循環器への作用が強まり動悸や発汗などが促進されるため，そのフィードバックによって不安がさらに増強されるという悪循環が生じます．このような状態においてストレス体験時の不快と恐怖の記憶が想起される症状をフラッシュバックといいます．フ

ラッシュバックは，PTSDではほぼすべてのケースに認められますが，急性ストレス障害でもみられることがあります．このフラッシュバックを伴う急性ストレス障害ケースでは，生活の質が著しく低下します．

　急性ストレス障害では，このフラッシュバック症状とは全く正反対である解離性健忘という症状が生じることもあります．解離性健忘は，防衛反応として外傷的な事象の記憶が意識に上らないように，その事象の記憶と，近くに格納されている（直接関係のない）記憶も含めたコンテンツインデックスを含めて消去してしまう病態です．インデックスを消去してしまったために，簡単に想起できないだけで，記憶自体は残っているため，何かをきっかけに記憶が戻り健忘症状は消失します．

　症状が1か月経過しても軽減せず，その後も症状がくすぶるようなケースのなかには，その後一旦寛解しても，また再燃するというケースが存在します．そのため，6か月以上は経過観察し，PTSDとの鑑別をする必要があります．

（1）急性ストレス障害（ASD）と心的外傷後ストレス障害（PTSD）

　ストレスを感じる事象に遭遇したことによる心理反応には，大きく分けて急性ストレス障害（acute stress disorder：ASD）と心的外傷後ストレス障害（post traumatic stress disorder：PTSD）の2つがあります．これらは反応の程度ではなく，ストレス事象の体験からの期間で鑑別します．

　ストレスを体験した直後から1か月程度で収束するケースが急性ストレス障害です（診断基準では事象の遭遇から3日以上経過後から発生する精神症状で1か月未満に消褪するとされています）．PTSDは，ストレス事象を体験してから半年以内に，その事象が想起されて苦痛が生じ，生活に支障が生じるなどの症状が1か月以上継続することによって診断されます．

（2）適応障害（adjustment disorder）

　適応障害の原因は，置かれた環境に順応（＝adjustment）しようとするものの，上手くいかず，それがストレスとなることによって発現します．

　適応障害の原因となる環境は，その個体特有のストレス対象であって，その環境が誰にとってもストレスを生じさせる環境でないということが，ASDやPTSDとは異なります．極端に言えば，ある環境において適応障害を発現

する人は，たった1人しかいないこともあり得るということです．

　適応障害が発現している状態の神経伝達物質の変化は，ノルアドレナリン神経系機能とセロトニン神経系機能がともに低下している状態です．これはうつ病の神経伝達物質バランスと同じですから，うつ状態と不安症状が生じます．順応しようと調節を行ったものの不調に終わった結果，このような機能低下に移行するため，変調は環境変化が生じた直後からではなく，数週間から8週間程度の間に生じるのです．

　臨床でよく用いられる精神疾患の診断・統計マニュアル（Diagnostic and Statistical Manual of Mental Disorders：DSM）という診断基準では，『ストレス曝露から3か月以内に発症し，ストレス消失後，6か月以内に症状が消褪するケースを適応障害とする』としています．

　ストレスとなる事象が消失・解消すれば回復することも可能ですが，ストレスが複合した要因である場合や，環境を個人の力で変えることができないことも少なくないため，自然回復は困難で，休養や治療が必要となります．

　基本的な治療は，疲労が強い場合には，まず疲労回復のための休養，不安やうつ状態によって行動の変容がある場合には短期間だけ抗うつ薬を用います（自己治癒力の発現を高めるために薬物療法は積極的には勧めないという意見もあります）．その後，CBT，特にストレス対処についての支持的精神療法を行います．なお，適応障害では，様々な依存症への移行リスクが高いことが指摘されており，抗不安薬のほとんどを占めるベンゾジアゼピン系の薬剤は比較的短期間の服用でも依存を生じさせるため，不安症状に対して抗不安薬は処方しないことが鉄則です．

▷ 関連知識

◎ PTSD 発現の脆弱性

　PTSDになりやすい個体では，ストレスと感じる事象に際して，その事象に対して「細部への注意」が生じます．このとき，脳内では脳全体のノルアドレナリン神経系の興奮が惹起され，ノルアドレナリンが過剰

に放出されますが，その反応期間が長くノルアドレナリンが様々な神経系に作用することによって脳の可塑性が増強され，新しいニューロンネットワークが構築されやすくなるため，記憶が定着されやすくなります．つまり強い情動を伴う事象に遭遇する場面では，あっという間に新しいニューロンネットワークが作られることによって，その事象の細部に至るまで，早く，強く記憶に定着されるのです．自然災害や戦争など社会通念において誰にとっても過大と感じられるストレスを体験すると，たった一度の短時間（場合によっては瞬間）の体験であっても，細部まで強く鮮明な記憶となって刻み込まれてしまいます．

　そのため苦痛や不快の情動を伴うストレス事象は，細部まで鮮明に記憶されているため，時間が経過しているにも関わらずフラッシュバックの内容は生々しく，フラッシュバックにおける情動の再現の強さは体験時と同等となり，再体験を繰り返すという状態が生み出されます．

▷関連知識

◎ 回復しない PTSD ケース

　PTSD は，その個体にとって強い恐怖感を覚えるストレス体験に遭遇するとその記憶が普通の記憶とは違った定着となって，何らかのきっかけで即想起され，同じまたは増強した恐怖感が繰り返して生じる症状＝フラッシュバックが生じ，その症状によって生活に支障をきたすメンタル障害です．

　PTSD の発症負因は，明らかにされていませんが，扁桃体が過剰反応しやすいタイプであることがわかっています．PTSD を発症したケースのなかでも，フラッシュバックの発現頻度が高く，フラッシュバックが新たなストレスとなってストレス反応としてコルチゾールが慢性的に分泌されると扁桃体の興奮が続きますが，扁桃体は原始の感情である"恐怖と怒り"をコントロールしている器官であるため，PTSD では感情の

コントロールができなくなる症状を示します．またそのコントロールできなくなった感情による言動を，理性を司る前頭葉が補完しようとしますが，そのバランスが崩れるほどの過剰な扁桃体の活性が，ある程度の期間継続してしまうと，PTSD は難治となります．

🔲 身体症状症（身体表現性障害）

　古い精神医学の疾病分類にあった心気症や疼痛性障害なども含めた大きな疾病概念を身体症状症（身体表現性障害）といいます．様々なフィジカルな症状が前面に現れ，その症状は当事者に実際に生じているという自覚があり，演技ではないものの，その症状に対しての訴えが過剰に持続する病態です．重病とされる疾患の症状に酷似した内容の愁訴で，その程度がより強い様子を示すケースもまれではないことから，身体的な検査を実施して，精査鑑別が必要となります．

　それらの症状が原因で遂行できないとされる内容には，社会通念的に共感できないこともしばしばで，また共感を得られないことに関しての反応や思考が奇異であることが少なくありません．日常生活には支障が生じて，支援されて当然な状態であるのに，"どうしてこの辛さをわかってくれない"と周りに攻撃的となって行動を起こすなど了解不能な態度を示すことがあります．これはフィジカルに間違いなく病気が存在するが，その根本にメンタルな問題があるということは一切認めないというタイプでよくみられる言動です（精神科への受診を勧められても必ず拒否し，ドクターショッピングを続けます）．

　疼痛のみが主訴のケースでは，プレガバリンやデュロキセチンが効果する場合もありますが，身体症状症のほとんどは，薬物療法ではなく CBT で治療します．

関連知識

○ ストレス障害としての慢性疲労症候群

　慢性疲労症候群の代表的な症状に微熱とだるさがあります．

　ストレス反応では，身構えるという反応から筋肉の攣縮が生じることによって熱が生じます．慢性疲労症候群の微熱はこの反応が原因と説明されていた時期もありましたが，筋肉の攣縮が常時続くことはあり得ないことと，またその発熱量の温度上昇が続けば，高熱となること，そもそも慢性疲労では力を入れようにも入らないため，筋肉の収縮は認められないことから，その説明は否定されました．その他に免疫系の異常を原因とする説明もありましたが炎症反応では，体温の変化は大きく，微熱が続くという病態とは合致しないことからも免疫系も原因ではありません．つまり，ストレスによって体温中枢にトラブルも生じているということになります．

　ストレス反応の中心的な役割である視床下部は，ストレスを感知すると，その刺激を興奮性のシグナルとして延髄縫線核に伝達します．さらに支配下の交感神経に刺激された褐色脂肪組織（褐色脂肪細胞）はその機能を活性化させ熱産生が行われます．

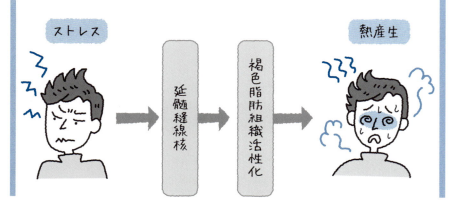

3. ストレス関連障害

筋肉の攣縮や免疫反応での体温上昇が 2~3℃となるのに対して，褐色脂肪組織の熱産生による体温上昇は 0.5~1.5℃ほど，つまり微熱です．また，高度な身体的ストレス（熱傷）を受けたケース（患者）の皮下脂肪が褐色化していることや，心理学研究でストレスを緩和するビデオを見た集団では褐色脂肪組織へのグルコースの集積が減少する（＝活性が低下する）ことが報告されていることからも，慢性疲労症候群の微熱の原因はストレスであるといえます．また，慢性疲労症候群には薬物療法が効果することも多く，ビタミン（C，B_{12}）の投与も行い，この治療後 3~4 か月の経過観察でも改善がない場合や睡眠の質の不良や不安症状を呈するときには SSRI の処方を試みます．

慢性疲労症候群は，内分泌系，免疫系の症候が複雑に絡み合った症候群ですが，その要因はストレスと遺伝的脆弱性です．症状は，身体的症状が中心であることから，内科を受診し様々な検査を受け，その結果「心身症」と診断されることも少なくないのが慢性疲労症候群です．心身症の治療は，身体症状に対する対症療法と精神科治療としては自律訓練法や CBT となります．慢性疲労症候群の治療は，前述のような薬物療法（SSRI）で改善されるものであり，心身症との鑑別は重要です．

関連知識

◎ 急性ストレス障害，適応障害，PTSD

ストレス関連障害のカテゴリーに属する「急性ストレス障害」「適応障害」「PTSD」について，ある教科書での解説では，これらが 1 つの連続した病態であるかのような記述があります．ストレス関連障害は，まず急性ストレス障害から始まり，その後も改善しない状態が適応障害となって，さらに慢性化すると PTSD に移行するという解説です．これではまるでストレスで生じるメンタル障害の出世魚のようで，これら 3 つのストレス関連障害の本質が変わらないかのような誤った理解となって

第 2 章　代表的なメンタル障害

しまいます．このような誤解が生まれるのは，診断基準に示される原因となるストレス事象の曝露から症状（不調）発現までの期間と生活に支障が生じる期間の表記にあります．

・急性ストレス障害は，症状が 4 週間以内に発現し，3 日間以上持続するが 1 か月以上持続しない．
・適応障害は，症状が 3 か月以内に発現し，ストレス因が消失してから 6 か月以上続くことはない．
・PTSD は，症状が 6 か月以内に発現し，1 か月以上持続する．

とあるからです．
　またこのような誤解は，ストレス関連障害で急性ストレス障害が一番軽症であるかのような間違った理解も生じさせてしまうのです．「急性ストレス障害と PTSD」で遭遇されるストレスは自己の存在，つまり死を想起させるほどの恐怖を伴う症状が関わるほどのストレスであることですが，「適応障害」は当事者には過大なストレスであっても，誰にでもストレスであるとはいえず，当事者にとってのみストレスというもので，死を想起させるほどの恐怖による覚醒亢進が生じる要素は含まないということです．最近，職場で辛い思いをしたことが忘れられず，気分が沈んだままというだけで PTSD と診断をつける医師もいますが，オフィスで働く人が，作業環境によって命に関わる事象や誰かが命を落とす現場に遭遇する可能性は考えられず，オフィスワーカーの業務起因による PTSD 発症は非常にまれであると考えます．

第2章

—— 代表的なメンタル障害 ——

4

病的体験を有するメンタル障害

🗗 病的体験

　病的体験とは，健常時には知覚できないことが存在しているように感じられる症状で，一番理解しやすい症状が幻覚や妄想です．

　一般にイメージされる幻覚や妄想が生じる精神疾患は統合失調症のようですが，幻覚や妄想を症状としてもつ精神疾患はほかにも多く存在します．幻覚や妄想が生じる原因は，脳の機能性と器質性トラブルの大きく2つに分けられます．前者は統合失調症，非定型精神病，妄想性障害などのいわゆる精神病，後者は認知症，老年期精神障害，頭部外傷後遺症，薬物依存後遺症（覚醒剤後遺症，アルコール依存症）などの脳器質に変成が及ぶ精神疾患などです．幻覚や妄想の内容は，疾患や個体によって多彩ですが，機能性と器質性で生じる原因は共通しています．

(1) 機能性のトラブルで生じる幻覚・妄想

　統合失調症を代表とした，明確な外的な要因で発症の説明ができない，いわゆる精神病に生じる幻覚や妄想は，認知機能が過活動亢進することで，実在しない知覚を認知してしまう機能性のトラブルによって生じます．統合失調症の病因としての仮説には，ドーパミン仮説が有名です．この仮説はドーパミン神経系の機能亢進によってドーパミン神経から放出されるドーパミンが神経伝達に対して過剰に放出されることによって幻覚や妄想が生じるというものです．統合失調症の病因として仮説とはされていますが，幻覚・妄想が出現する原因は，生物学的研究や薬理学的研究からドーパミンが過剰に放出されることによって引き起こされることは紛れもない事実であることが証

明されています．

　ドーパミン神経系機能の過剰反応は，統合失調症のように絶えず生じている疾患と，ストレスによってドーパミン神経系機能亢進が引き起こされる疾患の2つがあります．前者はどのような治療が施されたとしても，根本的には改善しないため，症状を抑えるにはドーパミン受容体の遮断や部分遮断の作用をもつ薬剤，つまり抗精神病薬の服用継続が必要です．後者は症状が生じた際に薬物療法は必要ですが継続した服薬は必要でないケースがほとんどであるという治療面で大きな違いがあります．

(2) 脳器質の変化で生じる幻覚・妄想

　脳器質の変化とは，脳の実質，特に大脳皮質の欠損，萎縮による変性や圧迫による変形によって引き起こされる変化です．神経細胞自体が変化しているのですから当然ながら機能異常が生じています．ただ，前項（p.47）の機能性のトラブルとの違いは，変性が生じて機能しなくなった部分を補完するために，残された器質的に正常な部分の脳神経系が機能亢進することに端を発することで生じる機能異常であるということです．

　器質変化していても，その変化部位に限局する機能異常もあれば，脳全体

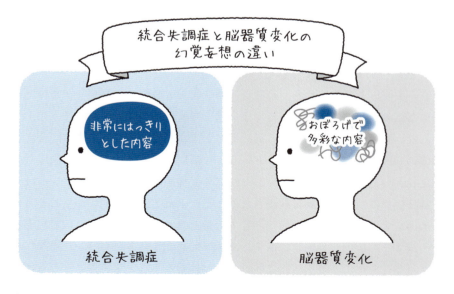

に波及する機能異常もあり，またその機能異常の状態もその時々で，機能低下状態，機能亢進状態と反応が変動することがあります．

これらがドーパミン神経系の機能に生じている場合を考えると，ドーパミン神経系が亢進しているときには，幻覚や妄想が生じます．機能低下では幻覚や妄想は生じないものの，健常時に存在するはずの意欲や興味が喪失されてしまいます．

機能が常に亢進しているタイプの器質性変化に生じる幻覚や妄想を改善するには，適切な量のドーパミン遮断作用がある抗精神病薬を予防的に継続して投与することで改善が得られるのですが，亢進と低下の機能変動があるタイプである場合，抗精神病薬が継続投与されると，ドーパミン機能が正常ないし低下の域に転じた状態では，薬剤によって機能はさらに低下となるだけでなく，錐体外路症状などの副作用が発現してしまいます．このように器質性の幻覚や妄想の治療は非常に難しいのです．

関連知識

◎ 機能性と器質性の幻覚・妄想の違い

機能性と器質性の問題でそれぞれに生じる幻覚や妄想は，いずれも実際には存在しない知覚や認識に支配された言動が生じるため，客観的に病的な症状が存在することが捉えられます．これまでも説明しましたようにこれらの成因には違いがあることで生じる症状ですから，客観的に捉えられる幻覚や妄想は，受け取られる印象が若干違います．

統合失調症に生じる幻覚や妄想では，意識は清明であり，その内容が明確であること，そしてその存在に対して批判力が生じないことから否定できないことがほとんどです．幻覚や妄想に批判力が全く生じなかった場合では，幻覚や妄想を実際に存在した事実として記憶構築されてしまいます．そのため，病状が安定した後でも一度生じてしまった幻覚や妄想は訂正できず，いつまでもその幻覚や妄想に関連する訴えが続きます．

脳器質変化によって幻覚や妄想が生じる原因は，脳全体の機能問題に

よる認知と意識の障害です．器質変化が生じている部位に端を発し，その部位の機能は低下，周囲は機能補完のために亢進し，その影響が広がってバランス不調が脳全体に波及した結果，脳全体の機能問題が生じるのです．そのため，症状としては幻覚や妄想なのですが，上記の機能の障害で生じるような幻覚や妄想は非常に輪郭のはっきりした内容であるのに対し，器質変化による幻覚や妄想の訴えは，輪郭はおぼろげで，内容も多彩となります．また，認知や意識の機能が低下しているので，訴えている幻覚や妄想は，記憶構築されず，時間が経てば想起できないので，後々に執拗に訴えてくることはありません（ただし，新しい幻覚や妄想はその後も次々と出現します）．病的体験を有する精神疾患で原疾患の鑑別が困難な場合には，このような臨床像における印象の違いが鑑別のヒントの1つとなります．

➢関連知識

◎ 頭部外傷後遺症における幻覚や妄想

　頭部外傷後には様々な症状が生じ，その症状のなかには幻覚や妄想もあります．その幻覚や妄想が生じる原因は，器質性変化に生じる原因と同様にダメージを受けた部分の代償が及ぼす神経系のバランス不調が生じることや，ダメージを受けた部位を使えないことから情報（神経伝達）信号の迂遠と誤処理が起こるためではないかと考えられています．

　ただ，原因は器質性ですが，意識は清明であることが多く，生じている幻覚や妄想の対象に対して腹を立てて攻撃することがあります〔たとえば，隣に座った人が悪口を言ってきた（幻声）ので，席を変えようとして立ち上がったら，舌打ちされたので（幻聴と妄想），かっとなって殴ってしまったなど〕．このような行動化からも，認知症などの器質性変化の項（p.49）で説明した印象とも，また異なった印象を受けます．

　器質性変化に生じる幻覚や妄想は，代償的に亢進した神経系がドーパ

ミン神経系にも作用した結果，ドーパミン量が増加して病的体験を引き起こしていることから，ドーパミン神経系の活動を減じさせる抗精神病薬で改善することもあります．しかしながら，頭部外傷後遺症における幻覚や妄想は，情報信号の歪みや誤処理によって生じていると考えられることから，抗精神病薬では改善は見込めません．もし抗精神病薬を投与すれば，効果しないだけでなく，副作用ばかりが生じ，その副作用の1つである認知機能障害が病的体験をさらに悪化させる恐れさえあります．

統合失調症

　統合失調症は，現在のような抗精神病薬による薬物療法などの治療方法がなかった時代には，病気が進行するばかりでした．幻覚・妄想が著しい状態では，脳は全体に興奮を伴うため，精神的不穏を引き起こします．このような状態を急性期といいますが，初発時はやむを得ないとして，治療拒否や服薬の不遵守によって急性期状態の再燃が何度も繰り返されると，脳全体に深刻なダメージが生じます（実際に未治療で急性期を繰り返してきた統合失調症例の脳の体積は同年代の健常者と比較して小さくなっていることがわかっています）．このダメージが原因で無為，自閉，無関心といったいわゆる陰性症状が生じると考えられています．

　統合失調症は，健常では有さない幻覚と妄想などの陽性症状と健常時にはあるべき機能が消失して無為，自閉，無関心となる陰性症状の2つが主症状となる精神疾患です．30年程前の治療薬の多くは陽性症状を抑えて鎮静させる作用の抗精神病薬しかありませんでしたが，近年登場した抗精神病薬は，副作用を極限まで抑え，陰性症状も悪化させない効果によって，その昔，予後不良といわれた統合失調症を十分に自立した社会生活と社会復帰を可能とすることに貢献しています．

薬物依存・乱用における幻覚や妄想

　依存性がある薬物には中枢神経系の興奮を促す，俗にいうアッパー系と中

第2章　代表的なメンタル障害

枢神経系を抑制（鎮静）させるダウナー系があります．代表的な薬物例は，合法なものとして前者がニコチンと後者がアルコール，違法薬物では前者が覚醒剤，後者が大麻です．

　アッパー系の薬物では，興奮状態を維持しようとする渇望から，薬物を連続して使用するようになります．その結果，連続大量使用状態となり中枢神経系は異常興奮をきたし，刺激に対して過剰な反応が生じるようになり，幻覚や妄想が出現します．特に違法薬物を使用しているという意識から，幻覚としては悪口などの幻聴（幻声），小動物が見える幻視，妄想としては，警察や売人に"見張られている""狙われている""つけられている"という被害妄想が認められます．ダウナー系の薬物では，使用していないと平穏が保てないことから，短期間で連続使用状態になります．使用量を減らすと頭痛や嘔気など身体不調が生じるため，その症状を回避するためにまた再使用するという状態が繰り返されます．個体差が大きいのですが，ある時点から，使用量の減量や急な使用中止に伴って離脱症状が発生します．アルコール依存症の場合，節酒や断酒後6～8時間後に動悸や発汗などの自律神経症状が生じ，次いで振戦が生じます．そのまま再使用をしなければ，18～24時間後に小動物などの幻視や人の声で脅してくるような幻聴が生じます．

▶関連知識

◎ 妄想性障害・パラフレニー

　妄想という症状がある精神疾患といえば，すぐに思い浮かぶのが統合失調症です．統合失調症はその特徴として，発症は思春期から青年期の発症が多く，妄想型は30歳代までの発症に多いもののそれ以降の発症はまれであるという疫学統計があります．

　1990年以降は薬物療法による統合失調症の症状のコントロールが飛躍的に向上したことから，統合失調症に罹患しても社会復帰は可能となり，多くの患者の予後は良好となってきていますが，それ以前は病的体験が活発となって著しい脳の興奮による不穏状態が繰り返されることに

4. 病的体験を有するメンタル障害

よる脳のダメージによって，社会性を失い，若くして無為，自閉，無関心といったいわゆる社会的人格の荒廃が生じていました．この社会的な人格荒廃は長期未治療の統合失調症者や高齢になった統合失調症者の特徴とされていました．

このような統合失調症の特徴とは異なる，つまり①発症年齢は中高年以上，②症状のほとんどは妄想，③社会的人格は保たれるという特徴をもつ精神疾患を妄想性疾患とし，そのなかでも高齢になってから妄想が顕著となり，妄想に関連する事象以外は全く問題のない精神病をパラフレニーとしました．

統合失調症はドイツ語で Schizophrenie と表記されます（ラテン語で schizo＝「分離している」＋phrenie＝「精神」を意味します）．妄想を有するという点で類縁疾患であるが病態が違う疾患ということを意図して，クレペリンは Paraphrenie と呼称しました（パラフレニー：para＝「もう 1 つの」＋phrenie＝「精神」）．

パラフレニーの実像としては，高齢で女性が多く，普段の生活や，会話をしても普通ですし思考の障害もみられず，精神疾患であることは全くわからない印象です．唯一嫉妬妄想や注察妄想などの内容に関連する事象には全く別人のような言動が生じます．抗精神病薬の治療によっても改善しません．ただ社会性が保たれていることから生活には大きな支障はなく，高齢でも独居で生活が可能な精神疾患といえます．

関連知識

◎ せん妄

せん妄は意識の混濁や覚醒レベルの低下によって，外的刺激を情報として正常に処理できないことが原因で生じます．せん妄の症状は，毒物による意識低下，アルコール依存症の急な血中エタノール濃度の低下が引き起こす離脱，パーキンソン病の治療薬による副作用，加齢による脳

器質の変性，特に認知症などでよく認められます．

　せん妄では激しい精神運動興奮を起こしますが，その状態では疎通が取れないため，当事者にどのような症状が生じているかを聴取することができません．ただ，せん妄の際には，何かに驚いて取り乱している様子が見て取れることや，不安や恐怖が生じるときの防御の行動などの言動から幻覚や妄想が生じていることがうかがえます．

　外界から入ってくる様々な情報を適切に処理できないことが原因ですから，夕方から夜にかけて，生理的に眠気が出て低覚醒となることや，照度が低下することで視覚情報が急激に減じることからせん妄は惹起されやすくなります．夜間にせん妄が多いのはこのためです．この夜間せん妄の初期の状態は，単なる不眠と捉えられることが少なくないようで，眠らせようとしてベンゾジアゼピン系睡眠薬の投与を試みる医師が多いのです．眠れた場合でも中途で覚醒することが多く，朦朧として転倒事故が起きることや，眠れないどころか低覚醒が生じることでかえってせん妄を惹起させることになるため，睡眠薬は夜間せん妄には使用しません．

　認知症患者が急増していることから，認知症のせん妄の予防は重要な課題ですが，せん妄の治療も予防も第一は生活改善，第二に薬物療法が基本です．具体的な生活習慣の改善は，昼間に完全覚醒させることから始まり，それによって夜間にしっかりと睡眠が誘発されるようになることです．昼間の完全覚醒とは，昼寝をさせないことと，能動的な活動ができない認知症ケースには，受動的でも昼間の活動性を上げさせることです．

第2章

——— 代表的なメンタル障害 ———

5

パーソナリティ障害

🔷 パーソナリティの定義

「パーソナリティ」は「人格」と訳されますが，この日本語の「人格」の定義と「性格」が一般には混同されて使われていることが多いようです．精神医学的にはこの2つの違いは非常に重要なのですが，まずこの違いを説明します．「人格」＝「パーソナリティ（personality）」，そして「性格」＝「キャラクター（character）」という言葉に置き直して説明していきます（図1）．

　パーソナリティは，他人からみてどのような人柄や人物像とみられるか（みられたいか）というものです．ですからパーソナリティは，その場（環境）に応じて切り替えられるものなのです．たとえば内弁慶という言葉がありますが，その意味は家では偉そうなのに，外では意気地がないということですが，これは，場面によってパーソナリティを切り替えているということを表しています．誰でもパーソナリティはいくつか切り替え用に持ち合わせているのですが，複数あるから「多重人格」ということではありません．ベースとなるパーソナリティがあり，その場面や環境に適したアタッチメントを装着しているバリエーションです．

　社会生活で特に重要なことは「社交」におけるパーソナリティの切り替えですが，この切り替えが上手くできないケースがパーソナリティ障害と理解すればわかりやすいでしょう．その場にふさわしい言動や態度を示せるような切り替えが必要であるのにも関わらず，どこに行っても同じように振る舞ってしまうところが，社会性の問題として捉えられる，これが「パーソナリティ障害」です．

personality
思考，行動などその人物の特性すべてで形成される社会性

character
その人物の生まれもった癖や遺伝的な背景で作られる個性

personality ✕ character

図1　個性を形成する2つの要素

　パーソナリティ障害は，周りからは理解できない言動がある問題者で，付き合い辛い人と映ることが多いのですが，当事者は感じ方や受け取り方が原因で苦痛や不遇を感じ，いつも悩み事を抱え，対人関係においても継続して友好な関係が保てないことから見捨てられ感と孤独を感じています．そのため，客観的問題と本人の悩みに大きな食い違い（正反対）があるのです．

　これに対して「キャラクター」は遺伝子に組み込まれた個体の性質です．親と早くに離別しているなど親の言動を見聞きして育っていない人の言動が，大人になって親の言動と非常に似ている，特に咄嗟の行動や対応が親と酷似している，この特性が「キャラクター」を指すと理解してください．

　パーソナリティとキャラクターの違いがよくわかる研究として，里子の精神疾患研究（養子研究）があります．遺伝子背景が同じで里子に出され，違った環境で育った双子や三つ子の成長結果における研究では，離れて暮らすという環境によって全体から受ける印象は異なります．この印象は，社会的インターフェイスであり，環境に影響され形成される「パーソナリティ」です．それに対し，動き方の癖，咄嗟の選択，ストレスを受けたときの反応は，「キャラクター」によって形成されています．これらは非常に酷似していることから，「キャラクター」には遺伝的要素が反映されていることがわかります．

パーソナリティ障害のサブタイプ

　パーソナリティ障害はその症状によって，10種のサブタイプに分類されますが，普段の社会生活の関わりのなかで遭遇するパーソナリティ障害は，

「自己愛性パーソナリティ障害」「ボーダーラインパーソナリティ障害」「反社会性パーソナリティ障害」の3つが，ほとんどを占めるでしょう．

(1) 自己愛性パーソナリティ障害

　誰でも自分のことが大事で最優先したい気持ちが当然あるのですが，社会生活をするうえでは公平や平等を意識してそれを抑えて生活しています．そのような抑止力が働かず，自分のことが最優先されて当然という意識，つまり自己愛が過ぎるパーソナリティで固定してしまうのが自己愛性パーソナリティ障害です．職場では自分の行いはすべて賞賛に値するという振る舞いがあり，承認欲求が著しくみられます．また，優位性が誇示できるように他人を過小評価する態度，自分は特別であるということを表現するために，自分より劣ると感じている，つまり一般の人との共感はせず，社会的地位や社会的に知名度の高い人物と関係性をもとうという行動がみられます．自分にとって困難な課題や失敗する可能性のある仕事を見分けるスキルは長けていて，それらが課せられそうになると雄弁に理由付けを行い避ける能力は高いという特徴があります．

(2) ボーダーラインパーソナリティ障害

　社会生活をするなかで，自分だけが不遇であると誤解し，そのストレスをぶちまけた逸脱行動を起こし，それがまたストレスを生むような悪循環で社

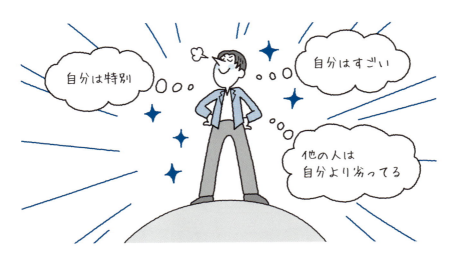

会不適応を起こすパーソナリティで固定してしまうのがボーダーラインパーソナリティ障害です．このような「自分だけが不遇である」という歪んだ思考に陥る原因は，幼少期の生育環境が大きく影響しているといわれていますが，基盤には「見捨てられる不安」があるからです．実際には見捨てられいるのでもなく，無視されてもいないのに，そう感じてしまうと相手に対して強い怒りを感じて，その場にふさわしくない言動を取ってしまうのです．親密にしているようにみられた関係が，ある瞬間から犬猿の仲のような存在に急変してしまうのです．ボーダーラインパーソナリティ障害ケースの人間関係においては，「敵か味方」の2種類の対人関係しか存在しないということです．職場においては，上司，同僚に関係なくボーダーラインパーソナリティ障害ケースでは，「敵か味方」に分けた態度を取ります．その人の人物像をヒアリングすると，ヒアリングした人ごとに別人のような人物像が聴取されます．ボーダーラインパーソナリティ障害ケースを部下にもった上司の場合，常に尊敬されてケアフルであるという受け取り方をされなければ，ハラスメント上司といわれてしまいます．困ったことに，受け取り方は相手に委ねられているので，こうすればよいという例示や回答がないのです．

(3) 反社会性パーソナリティ障害

　反社会性という言葉が示す通り，社会規範を守らず，属するコミュニティのルールを軽視し，自己利益を最優先と考え，その利益を得るために他人が

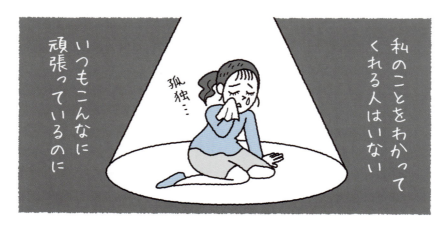

5. パーソナリティ障害

不利益を被っても全く気にもとめない性質が著しく行動に表れるのが反社会性パーソナリティ障害です.

最近の若い世代では,自己肯定感が低いケースに遭遇することが増えましたが,反社会性パーソナリティ障害は,この真逆で,自己肯定感が強く,まるで万能かのように自信に満ちていて,それらのエビデンスがないことを示されても,全く臆せず悩むことさえありません.他人の存在や権利について,ちっぽけでくだらないと考えていて,それらを奪うことが平気で行えてしまいます.その排除の手段や方法は,良心の呵責が全くないような残忍さであることもしばしばです.近年増加傾向にある特殊詐欺や昼間の強盗などの首謀者は反社会性パーソナリティ障害であることが多いのです.

この反社会性パーソナリティ障害ケースは職場でも少なからず遭遇することがあります.職場内で低く評価された際に,職場の共有物,イントラシステム,PC や業務端末を躊躇なく破壊します.個人の利益のためでなく,自分を低評価した仕返しとして,職場に社会的な損失を与えるような情報漏洩を行うケースも同じです.

🔷 職場で遭遇するパーソナリティ障害の特徴

パーソナリティ障害はその横断面だけをみると別人のようにみえるほど多彩な症状や状態を示します.パーソナリティ障害ケースが医療機関に求めることは,サブタイプに関わらず「自分の窮状をわかって欲しい」ということです.その訴えの捉え方によって,うつ病,統合失調症,双極症(双極性障害),適応障害,不安症(不安障害),PTSD など診断が分かれます(ドクターショッピングをしているケースが多いので受診するたびに違った診断結果となるメンタル障害というのが,この疾患の病態を如実に表しています).

一般社会で生活しているなかで際立つ特徴を以下に列挙します.

- 状況(その場の空気)を読むことができない
- 人と適度な距離感を保てない
- 人間関係を「好きか嫌い」「敵か味方」で区別する
- 見捨てられる不安を常にもつ

第2章　代表的なメンタル障害

・自分を見捨てないかを試す言動が著しい
・常に注目されていたいという態度を示す
・他人からの評価を非常に気にする
・自分だけが辛い思いをしているという被害的な思考パターン
・周囲を巻き込んでその場を切り抜ける能力は，長けている
・注意を引くための派手な行動（自傷行為等）

　このような言動を示しているにも関わらず，当事者はいつも見捨てられる不安によって気分が沈み，夜も眠れずに辛い人生を送っているという気持ちでいるのです．このように，客観的な言動（症状）とパーソナリティ障害の当事者が抱いている悩み（症状）が違うために，「誰にもわかってもらえない」という認識となって，対応困難なケースとなるのです．また，職場やコミュニティにおいて，他人を巻き込んで助けてもらう能力があると上手く切り抜けていけるため，問題は先送りにされます．さらにこの周りを巻き込み助けてもらう能力が，高まれば高まるほど自己での解決能力は低下し，社会性の成長が妨げられるという悪循環になってしまいます．

▷ 関連知識

◎ 最近職場で目立つパーソナリティ障害

　最近職場で問題を起こすパーソナリティ障害で多いのは自己愛性パーソナリティ障害です．特に高学歴，高いテクニカルスキルや取得が難しい資格をもっている人に多く見受けられるという実感です．彼らに共通するのは，親の過保護と何不自由ない生活で育ち，さらに仕事をしなくても実家に帰れば十分暮らせるという裕福な家庭環境を背景にもっています．パーソナリティ障害のサブタイプ，（1）自己愛性パーソナリティ障害（p.57）でも説明しましたが，特徴は自分の価値や存在を顕示すること，自分の業績を称賛されることに執着すること，自分は特別な存在であるという観念から協調性を欠くこと，他者からの批評・批判に対し

60

5. パーソナリティ障害

て過敏であること，これらすべてに共通することは根底に「周りの誰よりも自分が優れている」という心理があるのです．

彼らが職場で問題者となる共通するきっかけは，仕事の評価が自分の想定より低いということです．それまでほとんど挫折の経験がないため，自尊心を傷付けられたと，「うつ」になったと言って精神科を受診して診断書を提出して療養するケースや，周りに当たり散らし，自分の能力に嫉妬して上司は評価を下げていると甚だしい勘違いから人事に異動を要求してくるケースがあります．

20歳代半ばの金融機関の営業職のケースでは，『入社時に親族のコネクションを使って新卒ではダントツに高額の契約実績というよい成績を得たため，上司がもてはやしたところ増長し，その結果に陶酔して，協調性に欠ける言動が目立ち始め，その後努力せず傲慢となっていった．最初に上司がもてはやしたこともあって，指導や助言をすることなく，評価の時点で低い評価を付けた．"上司の評価がおかしい．この評価がストレスとなって働けなくなった"と出勤しなくなった．会社が精神科の受診勧奨をして，診断書の提出を求めると"労災なので労基署に相談します"と返答した』という事例があります．

職場の初見でパーソナリティ障害系の問題が生じそうな人物を見極めることは，困難ですが，このケースのように事実に基づいているとはいえ，評価を過大視し過ぎたことや評価について，問題が生じたときにその都度指導も助言もせず，最終的な結果として低い評価だけを下された側には青天の霹靂のような印象を与え，プライドを傷付けられたと逆上させ，問題者を創り出す（発症させる）トリガーとなることを評価者（上司）は，理解して評価の方法や伝え方に注意する必要があります．

パーソナリティ障害の治療

パーソナリティ障害では，自傷他害の恐れがある言動が生じることもあり，緊急避難的に入院治療を行うケースもありますが，入院での治療を積極

第2章　代表的なメンタル障害

的に行わないのが一般的です．これらのパーソナリティ障害の問題はパーソ
ナリティの固定が問題であるため，社会生活をするうえで，どのような言動
が不適切で，それが原因となって負のスパイラルとストレスの連鎖を引き起
こすかを客観視させる訓練（改善）を行えば治療は可能であり，パーソナリ
ティ障害は治らないメンタル障害ではないのです．実際の治療には，精神科
医と心理士が関わり，精神科医は症状についての治療〔多くのケースで処方
薬を含む薬物依存を併存しているのでその治療（減薬治療）〕を行い，心理士
はこれまでの生き方のなかでの問題を当事者と一緒に抽出し，それらの問題
をどのようにして対処すればストレスにならなかったかという言動について
話し合い，次に同じような事象に遭遇したとき上手くその対処ができれば，
それを「悪い癖」として，1つずつ修正できたことを評価するという心理療
法を行います．様々な状況に自分の力で耐える，乗り越えていくことが回復
の過程でもあることから，これらの治療は年単位となるため，それには当事
者が治したいという意識を強くもち続け，時間のかかる治療に耐えられるこ
とが必須条件となります．また治療は治療者にも忍耐のいる作業ですし，と
もに回復することを信じて諦めないと成就しないという高いハードルが存在
することから回復するケースが少なく，治療できないメンタル障害と思われ
ています．

　このように専門の治療においても対応が難しいケースであるにも関わら
ず，職場には"必ず私が何とかしてみせる"と意気込んで関わる上司が現れ
ます．パーソナリティ障害ケースは，その善意のエネルギーだけでなく上司
がもてるすべてのエネルギーを吸い取ってしまいます．疲弊してサポートで
きなくなった上司は，それまで介々しくサポートしたことなど忘れ去られ，
「敵扱い」されてしまいます．最終的には上司は，ハラスメント上司として訴
えられるか，悪評を流布されてしまうという結果となるため，関わり方を絶
対に誤らないようにしなければいけないのです．

🔷 職場におけるパーソナリティ障害の対応

　パーソナリティ障害の多くが，相手を褒め称えて頼ってきたかと思えば，
ある時点で突然罵倒してこき下ろし，そして離れていくというように次々と

62

5. パーソナリティ障害

変わる態度をとるため，職場の上司は自分の接遇に対して自信を失うことや燃え尽きてしまうことがあります．

このような状況に陥らないようにするにはどうすればよいのでしょうか？それは，普段から部下なら誰に対しても，サポートするべき部分とサポートできない部分とを正確に線引きして一貫した対応を行うことです．このほかにも対応に重要な要素が3つあります．「一貫した対応」「距離を保つための約束」「見守スタンスの厳守」の3つです．それらについて具体的に説明します．

(1) 一貫した対応

感情を剥き出しにして接してくるような態度は相手を驚かせて取り乱しを誘発させて，優位な立場に立とうとしている状態なので，一番注意を要するときです．その時の対応によって，今後のコミュニケーションにおけるイニシアティブが決まります．そのために，いつも一貫した姿勢や方針で対応するうえで必要な心構え・態度・行動を以下に示します．

- 相手がまくし立てようと，自分自身の普段のリズムを崩さず話す
- 質問に対して即答を求めてくる場合でも即答しない．相手のペースに乗らず，"熟考するので後日返答する"と回答して逆に相手のペースを崩す
- 相手をなだめることも，叱責もせず感情を抑えてコミュニケーションする
- どのような同情を誘う話をされても，「助ける」という意味合いの返答はしない
- 正当な判断として支援が必要と判断しても，内容は関係者で話し合ってから支援する
- いつも同じ方向性をもって対応するために，常に自分の言動は整合性がとれているかを確認する

第2章　代表的なメンタル障害

(2) 距離を保つための約束

　職場は治療する場所ではありませんし，パーソナリティ障害の治療（p.61）で説明したように治療は絶対にできません．支援できることといえば，困って相談してきた時を好機と捉えて医療に誘導することが最適な対応です．また，ほかの健康な職場のメンバーに影響が及ばないようにする業務の内容を再考することです．付かず離れず＝上手に距離を保つには約束が必要です．パーソナリティ障害では，自分中心に世界が回っているような感覚をもっているため，約束を守れるようになることは社会性の回復の第一歩にもなります．以下に具体的な約束を列挙します．

> ・面談（相談）の時間を厳守させる［約束したスケジュールを守らせること，ほかの人と同じ長さ（時間）で行い延長はしないこと］
> ・予定がない場合でも（スケジュールの空きがあっても）頻回の相談は避ける（相談と相談の間隔は少なくとも3日間は空ける）
> ・必ず会って話をすることを基本にする（メールや電話での相談は避ける）

(3) 見守りスタンスの厳守

　パーソナリティ障害ケースと距離が取れ，巻き込まれる問題が回避されるようになると，イニシアティブが取れた気分になってしまうことがあります．こう感じるとついこのまま健康になれるのではないかと（愛情を注ぐような）支援を増強したい気持ちが生じます．そのような気持ちがあると，それは一気に依存を形成させ，"第二の巻き込まれ"を発生させてしまうのです．また逆に知らぬ間に，距離を取りすぎて逃げ腰になり表面上の関わりだけをもつ『見守り』ではない『放任』となることもあります．

　"何もしなくとも，いつも陰で見守り，近づいてきたら逃げはしないが接触しない"そんな姿勢で，付かず離れずの距離を保つ『見守りのスタンス』を貫くことが重要です．

64

5. パーソナリティ障害

パーソナリティ障害のまとめ

・**パーソナリティ障害の特徴**

　その場に似つかわしくない感情の表出，根拠のない自信と持論の展開，上手く相手を使うことを主とした行動が顕著という特徴がある．

・**パーソナリティ障害ケースとのコミュニケーションで気をつけるべきこと**

　相手のペースに巻き込まれず自分のペースでコミュニケーションする．攻撃的な態度を取られて内心不安でも悟られないようにする．

　一貫した態度と姿勢を維持する．極端に私的な話は聞かない（相談には乗らない）．

・**ひどく感情的な態度，特に怒りを示しているときのパーソナリティ障害ケースへの対応における留意点**

　怒りを示して相手を威嚇し，自分のペースに持ちこむことで，有利な条件を引き出すというある種のコミュニケーションの方法であって，自分だけに負の感情が向けられているのではないことを理解し，どんなに回答をせかされても落ち着いて行動すること．また，コミュニケーションにおいて，都合の良い解釈を基に後になって事実を曲げられることがあるため，可能な限り1人では対応せず傍観者を置くこと（1人で対応を迫られた場合は必ず会話は録音すること）．

・**パーソナリティ障害ケースからの要求への対処**

　パーソナリティ障害ケースからの要求行為に対してはテロ対応と同じ対応．一度でも要求に応じると前例を作る結果となり，次の拒否は整合性が取れない部分を強く攻められる．

　社会通念を超えた補償を求めてきた場合には，法的措置も辞さない毅然とした構えで厳正に対処する．

・**感情の変化が激しい人は多く存在するが，パーソナリティ障害のケースでは感情の変化にはどのような特徴があるのか？**

　誰にでも感情の波はあるが，ほとんどの人はそれが表面化しないようコントロールできている．それに対して普段から他人に感情のムラをさ

第2章　代表的なメンタル障害

65

第 2 章 代表的なメンタル障害

らけ出す人は，メンタルの問題を抱えているといえる．気分の変化が激しくみられるタイプで，その変化が周期的な場合では，婦人科系ホルモンバランス周期が原因で生じる月経前症候群（premenstrual syndrome：PMS）や月経前不快気分障害（premenstrual dysphoric disorder：PMDD）の可能性が高く，数か月から年単位で周期的な変調が認められるケースではうつ病や双極症，パーソナリティ障害では何らかの出来事によって誘発されることが多い．ただ，それぞれについて，必ず例外は存在するため「このような」という明確な特徴はない．

関連知識

◎ パーソナリティ障害の様々な社会的逸脱行動と対応の考え方

　パーソナリティ障害の当事者とサポートする側のスタンスを明確にし，巻き込まれない対応をするためにも，パーソナリティ障害にどのような言動がみられるのかを具体的に知っておくことが最も重要です．特に社会的に逸脱した行動が生じた際には，専門知識のある医療機関や精神保健相談ができる公的窓口へ相談することが必要となります．

　その見極めとなる言動を例示しますと，自傷（自殺未遂，大量服薬），薬物（アルコール含む）の乱用と依存，摂食障害（拒食や過食），過剰な浪費（買い物依存），窃盗や万引き，性的逸脱行為（その場限りの相手との性交），退行（赤ちゃん返り），遁走（失踪）や引きこもり，ストーカー行為，カルト宗教への入信などがあります．

　これらすべての言動は"注意を引きたい"，"構って欲しい"という，いわゆる承認欲求が根底にあるのですが，それがエスカレートした結果として生じるのが反社会行為なのです．

　特に自傷（自殺未遂，大量服薬）は，自分自身を人質にして，周りに何らかの要求を飲ませようとする行為であり，テロ行為（自爆テロ）と同じ行動です．

66

5. パーソナリティ障害

　テロの対策の基本は,「テロの要求には応じない, 何があっても絶対に屈しない」という一般理念と同じで, パーソナリティ障害の要求には, 観察・傾聴・分析を行ったうえで, その要求内容が理に適っていないときには, 絶対に応じないという考え方と対応が基本となります.

▷▷関連知識

◉ 自傷行為

　パーソナリティ障害では, 普段のコミュニケーションのなかで, 自分が優位でなくなると, 相手を驚かせたり, 困らせたりする行為でそのコミュニケーションを御破算にしようとします. そのときの最大（最後）の手段が自殺を想起させるような行動も含めた自傷行為です.

　このような行動を取る場合は, 当事者は手詰まりを感じていると考えられますから, その際には, 内心慌てていたとしても, 対応は落ち着いて「そんなことをしてあなたにどんな利益があるの？」と冷静に問いかけて, これ以上のアクションはこの相手に通じないことを理解させる＝クールダウンさせます. このような場面には精神科医であっても慣れることは難しいですが, 予備知識があれば慌てふためくことは防げることや, 衝動的に極め付けの行動と自殺を企てる自傷行為を実行しようとすることがあっても "巻き込まれ" だけは防げます.

　自傷行為で有名なものにリストカットがあります. リストカットの傷跡を平気で見せているタイプは, これだけ苦しい思いをしてきたことを示し, 苦悩してきた（している）ことの理解を求めているサインのようなものです. パーソナリティ障害の象徴ともいえるでしょう. ところが, 最近はリストカットでない, アームカットやレッグカットなど見えない（見せない）傷の自傷行為も増えています. 先ほどの自傷行為とは違ってその行為は, 自傷や自殺を意味するものではなく, "生きている" ことを確認するのために行っていることもあるのです.「切る」ことで生じる痛

67

みと出血が生じることは，生きていることの証拠であり，存在のアイデンティティが確立されるため，自傷してしまうというケースもあります．

いずれの場合であっても，自傷行為に遭遇したら，"そんなことをしてもどうにもならない" "絶対ダメ" と行為を禁止することより，"どうしてそうしてしまうのか教えて欲しい" という意味の問いかけがその行為を抑止するきっかけになるということを知っておくことが必要です．

▷━関連知識

◎ パーソナリティ障害の増加

メンタル障害の発症原因を解明するために様々な手法を用いた研究が行われ，各メンタル障害について，ある程度有力な原因仮説が提唱されています．パーソナリティ障害のうちボーダーラインパーソナリティ障害の研究から，発症には生育環境が大きく関与していることがわかっていて，2つの対局にある生育環境によって発症のリスクが高いといわれています．

1つは社会性が形成される発達において，親の過剰な結びつきによって生じる過保護や過干渉という環境，もう1つは，人間が初めて属する小さなコミュニティである家族のなかで両親がもつ，それぞれの人間性としての父性と母性が家族機能不全によって示されず，人間間の役割やあり方を習得できない環境の2つがリスク要因です．

前者の基盤には親子分離不全があり，親もこどもも自立することができず，絶えず双方に依存していないと不安である状態にあります．こどもは，社会に出る年齢になると親からの援助を受けることなく，初めて単独で社会生活を送ることとなり，周りが自立していることと比較して上手く行かないことを悩んで，努力するよりも頼ることができそうな人を見つける行動を起こすのです．

後者は，機能不全家族のなかで育ったことによる人からの愛情の欠如

が原因で，社会性に歪みが生じ，冷徹で現実主義的となります．この思考に従った行動が極端となると反社会性パーソナリティ障害を発症します．近代の物質文化を満たすための拝金主義，少子化による過保護・過干渉，離婚によるこどもへの影響などの社会問題が，パーソナリティ障害を生み出すのに好都合な環境がそろっているといえ，この傾向が今後も変わらないと予測されることからも，パーソナリティ障害は，さらに増えていくと考えられます．

関連知識

◎ 解離性障害とパーソナリティ障害

　古い精神医学用語で「ヒステリー」とよばれ「神経症」の1つという疾病が，精神医学的診断分類の再編の際に，「神経症」という概念を廃止したことや一般用語としてヒステリーという言葉が使われるようになって，その言葉が表す意味と疾患の本態とがあまりにかけ離れたために，かつての「ヒステリー」は「解離性障害」の一部の症候のような扱いになっています．その解離性障害ですが，「解離」という言葉の概念が難解といわれます．英語では解離性障害は disassociation disorder で，association＝関連・連合が dis-＝ない，つまり脳の様々な機能が各々機能はしているがそれが噛み合っていない状態であることを示しているのです．

　人間の自我は，意識，知覚，記憶の3つが関連・連合することで形成されるものですが，それらの噛み合いが上手くいかないことで，（完全）覚醒状態で実際に体験しているのに記憶が想起できない健忘，自らの足で移動してきたのに，どうやって来たかどこに居るかわからないという遁走，自分でやっていることなのに実感がない離人感などの症状が生じる，それが解離の状態です．これらは，どの症状でも意図的に巧妙に演じれば，詐病には好都合な症状ばかりであるため，非常に鑑別が困難で

第 2 章　代表的なメンタル障害

す．というのも，パーソナリティ障害でも同じような症状がみられることが少なくないからです．パーソナリティ障害は，パーソナリティをその場に適したアダプターを用いて切り替えることができない障害ですが，切り替えられないパーソナリティをいくつももつ，いわゆる多重人格というカテゴリーがあります．真の多重人格という障害は非常にまれなケースで，「多重人格」という診断を受けたケースのほとんどはパーソナリティ障害の解離性症状です．何かしらの社会問題を起こした際に，（別人格の）知らない私がやったことなのでわからないという言い訳をするなどして責任逃れをする口実に使われることがあるので，そのような問題が生じた際には自ら解決や究明しようなどとは思わずに，速やかに専門家の判断を仰ぐことが初動対応です．

第2章

代表的なメンタル障害

6

依存症（コントロール障害）

🗂 「依存症」

「依存症」は，世界保健機関（World Health Organization：WHO）の疾病及び関連保健問題の国際統計分類（International Statistical Classification of Diseases and Related Health Problems：ICD）では，『ある物質の使用や行為が，その反復により生理的，行動的，認知的現象において，それまでの経験で得たどんな大きな価値より優るようになることを「依存が形成」されたといい，明白に有害な結果が生じているにも関わらず，その物質の使用やその行為を続け，さらに状況を悪化させ，身体的，社会的に破壊を来す状態を「依存が確立」した状態』となる疾病であると定義されています．

この定義の依存症の解釈は，様々な行動において適正なコントロールができなくなる障害ということです．

臨床現場では様々な依存症に遭遇しますが，職場で問題となる依存症は，アルコール依存症とギャンブル依存症（病的賭博）でしょう．アルコール依存症は飲酒のコントロール障害，ギャンブル依存症は，遊興にかける費用や時間のコントロール障害という概念で捉えることができます．

日本国内のサンプル調査からの推計では現在，アルコール依存症者は，未治療群や予備軍を含めると500万人，ギャンブル依存症は未治療群も合わせると320万人とされていますが，実際にはさらに多い人数が罹患しているという印象です．

さらに，疾病としての認知がありませんが，インターネットやスマートフォンの依存症は成人人口の10%以上を占めるという報告があります．最

近 SNS による誹謗中傷が事件となっていますが，誹謗中傷という限度を超えて法的に問題となる行為こそ，コントロール障害といえるため，そのような依存症も含めると成人の 2 割近く，つまり 5 人に 1 人は何らかの依存症であるという依存症大国なのです．

適正行動と依存症

「依存症」とは，行動の適正なコントロールができなくなる疾病です．最近になって厚生労働省から「健康に配慮した飲酒に関するガイドライン」なる適正飲酒の手引きが公表されました．ところが，適正や基準は個々の環境によって変化するため，適正は超えてしまってから適正の範囲はここだったのかとわかることがほとんどであることから，絶対の指標を示すことは非常に難しいのです．実際に「大酒飲み」と「アルコール依存症」の線引きは，"適正な飲酒量"を基準に判断するのではなく，「実害」が生じているか否かで判断するのです．その実害とは，飲酒が原因で少しでも肝機能障害が認められることです（毎年産業医として健康診断を 6,000 件以上判定しますが，健診結果の 1 割以上に，明らかにアルコール性と思われる臓器障害が認められます）．

ギャンブル依存症では，適正なギャンブルというものは存在しません．ですから賭事好きとギャンブル依存症の線引きは，借金をしているか否か，

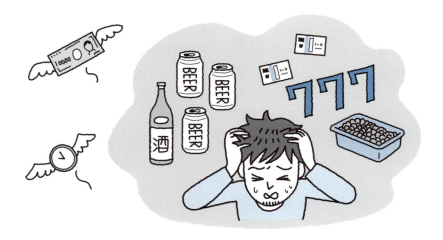

6. 依存症（コントロール障害）

ギャンブルにより社会生活に支障が生じているか否かで線引きされます．ここでいう借金とは，借り入れ先や金額には関係ありません．つまりたった1円であってもギャンブルをするために友達から一時的にでもお金を借りてしまうことは自分の財布のコントロールを失ったということですから，厳密にはギャンブル依存症なのです．

依存症は「否認の病」

　すべての依存症者は，問題が明らかになっていても自らを依存症であると認めることはほとんどありません．その原因は周りが見ている姿と本人が思い描いている自己像とがかけ離れているからです．このように依存症であることを認めない＝「否認」することは，この病気の特徴であり，逆にいうと「否認」が存在すること自体がこの病気であることを証明しているのです．依存症であることを「否認」するのは，疾病へのスティグマなどの心理的な背景があるからという説明がありますが，発症時期が自覚できないままに徐々に慢性的に進行していくことから病気だと認識することが困難であることが一番の理由だと考えられます．

　そして，すべての依存症で共通する当事者の言い訳（感覚）は，コントロール不能となっているにも関わらず，「今はコントロールしてないだけ」「コントロールしようと思えばいつでもできる」という言い訳をするのです．

　また，繰り返される失敗や問題によってやっと病気だと認めたとしても，「自分の問題はこれだけである」と依存対象の行為だけに問題があるかのように振る舞い，飲酒やギャンブルが止まっていても思考は"続けているとき"と何ら変化なく，社会性を取り戻せない依存症者が必ず一定数存在します．このようなアルコール依存症者を，飲酒していないだけで，本質的には考え方や情動の変化が酔っているときと変わらない，「ドライドリンカー（飲んでいないだけの酔っ払い）」とよんでいます．疾病の根本を理解しようとしない「第二の否認」という見方もできます．

　このような疾病の特性からアルコール依存症者は早期に治療につながることは少なく，アルコールによる臓器障害で内科へ入院しなければならないほど健康を害したことがきっかけで治療が始まることが少なくありません（※

第2章　代表的なメンタル障害

アルコール依存症者の8〜9割近くが医療機関にかかることさえなく臓器障害で命を落としているといわれる現実があります).

🎲 依存症者との関わり方

先進国のなかで初等教育の内容に健康に生活するための医学知識（特にアルコール問題）を取り入れていないのは日本だけです（いわゆる"家庭の医学"程度の知識を義務教育の授業にも取り入れる必要があるのではないでしょうか).

アメリカの教科書のなかには，アルコールやタバコは脳に作用するという点で違法な薬物と同じで，合法ドラッグであると説明されているものもあるぐらいですが，日本には「酒の宴での縁」や「酒の席は無礼講」という飲酒問題に寛容な文化がある特殊な国です.

また，ギャンブルについても，ストレス解消のためなどという大義を立てて，健全で楽しい娯楽であるかのようにみせる内容が公共のテレビCMで流れ，ギャンブル依存症が社会問題になってからカジノを創設し始めるなど世界の流れに逆らった姿勢の国でもあります.

このようにアルコールもギャンブルも悪い面，つまり「害」についてはほとんど聞く（知る）ことがない環境であり，依存症を創り出すには非常に好都合な環境なのです．ですから今後も依存症者数の増加を止めることが難しいだけでなく，依存症という病気が「否認」の病気であることから考えても，すべての病的な行動は正当化されてしまう恐れもあるのです.

依存症者との正しい関わり方は，依存症の医学的な正しい「知識」と「害」についての知識を確実にすることが関わりの第一歩になります．依存症における「害」について説明するときに失敗しやすいのが，先ほども述べた「適正」という概念を持ち出すことです．アルコール依存症者に，厚生労働省が示す適正飲酒を例に飲酒の害を説明しようとすると，依存症者は「それは教科書的に過ぎない」といって聞く耳も持ちません．また，周囲と行動様式や考え方が違うことを理解させるつもりで，「周りにあなたのような人はいないでしょ」という伝え方をすると必ず失敗します．依存症患者の周りの人は，「飲み友達」や「ギャンブル友達」であることが多く，乱用や依存がすでにあ

ることから「知り合いにはもっとひどい人がいる」などという答えが返って
きて次に話が続けられなくなるからです.

　ですから当事者も自覚せざるを得ない実際に問題が生じたタイミングで具
体的な事柄について話題にしながら関わっていきます（ただ，このような好
機に介入できるタイミングはいつでもあるというわけではありません）.

　関わる際に伝えることは，具体的な問題を用いて本人の状況が生物学的生
命や社会的生命の危機の状態であることを伝え，依存症が進行性の病気であ
ることから，今すぐ治療を始めなければ，必ず悲惨な結末が訪れることと，
また断つことで事態は必ず今より良くなり，悪くなることは絶対にないこと
を強調し，依存症という病は回復するが完治はないので，まず専門医療機関
を受診することが重要であると付け加えます.

共依存

　依存症者が発生するとこの病気に巻き込まれる人が出てきます. 親や配偶
者，職場の関係者で世話焼きの人などが巻き込まれやすく，巻き込まれると
結果的に依存行為の手助けをしてしまうという，助けとは全く逆のことを
行ってしまうことがあります.

　このような巻き込まれ方を共依存（enabling）といいます. 実際に依存症
の進行を手助けしてしまう共依存とはどういうことなのでしょう. 依存症
は，ある日突然に発症するのではなく，その行為が始まってからコントロー
ルできなくなるまでには一定の期間を要します. つまり依存形成の前には社
会的，身体的，精神的な問題が必ずどこかで生じていたはずなのです. 誰で
もその問題によって何か痛い目に遭えば，次には警戒心が働き二度とやらな
いという抑止力が働くのですが，それがなぜか働かなかったことから依存症
へと移行したということです. つまり，本来の意味で「痛い目」と感じるほ
どの問題にならないような介入があったということになります. 誰かが抑止
力が働かない程度に問題を緩和させる手助けをしたということです. 段階的
に状況が悪化していくごとに，その都度生じる問題を懸命に支える人＝共依
存者（enabler）がいて，病気を進行させていたということになります.「た
だの関係者」が，依存症者に巻き込まれただけで,「共依存者」へと変化する

ことはなく，そうなるには，条件があります．

　依存症者を回復に導くという行為が自分の手に負えないと判断すると手を引く人は，情と行動を切り離せる人であり，巻き込まれない＝共依存になりません（共依存にならない人は慈悲がないというのではありません）．共依存となる人は，性質的に"(人)情"が行動に優先されてしまうため，自分の手に負えないと手を引くよりも先に何とかできないかと寄り添った結果，巻き込まれるのです．そもそも，依存症は本人が行動を変容させないと回復に向かわないメンタル障害ですから，他人が介入できることは，回復の助けではなく，如何に現状を維持するかということしかないのです．現状維持をさせる行為は，まさに病気を継続させることになるのですから，懸命にその時その時の問題を軽減するサポートが回復を妨げるという残念な行為となってしまいます．

　さらに自分の置かれている状況やサポート自体が異常であることの認識がなくなり，ついには正常（健康）が何であるかがわからなくなる状況が生まれます．共依存者によっては，依存症者と関わり，それを支えること自体が生き甲斐になってしまうことや，悲劇のヒーローとしてのアイデンティティを確立することもあるのです．

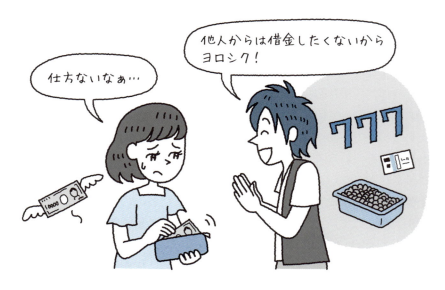

6. 依存症（コントロール障害）

このようにサポートしているつもりが病気の進行に加担することもあるということを知っておかなければ，正しい対応ができません．

📣関連知識

◎ 回復過程での援助者への働きかけ

依存症者は依存症を否定し，何とかして現状を上手く乗り切ることができている状態では治療には結び付きません．そのような状態が続くのも共依存者が存在するからですが，共依存が病気の進行に手を貸していることを説くと共依存を止め，その結果として依存症者は上手く行かずに「底打ち」を体験し，治療につながることがあります．

ただ，共依存者は，共依存とは何かを間違って解釈してしまうことがあります．何があっても手助けをしないということの基盤には「見守り」があるのですが，共依存しないこと＝「放置」と誤解してしまう人がいるのです．依存症者が，依存問題以外のことで悩んでいる場合も，全く関与しないことや生活においてもすべて手伝わないという放置や無視をする人がいます．

長期間共依存状態であったケースでは，人としての精神的な距離が適正に取れなくなっていても至極当然ですから，医療者は，どこがどのように問題なのか説明して，理解してもらい，「見守り」の姿勢は忘れないようにとアドバイスすることが重要です．

🗄 依存症の治療

依存症は精神科でも依存症専門医療機関での治療でなければ，回復するケースはまれです．また依存症というコントロール障害そのものを改善させる治療薬は存在しませんから，依存症専門医療機関での治療というのは，通常の医療機関側から提供する医療行為とは違い，医療機関外の利用できるす

べての社会福祉資源を有機的につなげる役割や，回復のために必要な疾病教育，医学的見地から社会的環境調整を行うなど，回復に至るにはどうすれば最良の方法かをガイドすることが治療です．

　回復のために当事者が積極的・自発的に行うべきなのは，社会福祉資源である自助グループへの参加です．様々な病気の患者会や家族会も自助グループと同じ成り立ちで，そこでは，同じ境遇の仲間が，回復という共通の目標についてコミュニケーションを行うことが心理療法と同じ役割をすることで治療効果を与えています．人間が心理的に苦境に立たされたり，悩みに遭遇したり，孤独感や疎外感を感じている状態では，同じ境遇の人たちとの様々な情報交換や共感，皆で回復していこうとする共通の目的意識が回復を支える力となるのです．言語で意思疎通を図る高等動物である人間の特有な回復方法であると考えます．

　依存症は否認の病気と前述しましたが，根底には依存症者も自身の行動の異常さに悩んでいます．1人で悩んで根本解決を得られないまま，その異常な行動に翻弄され，ついには孤独にならざるを得ない状態に陥った経験が共通しています．ですから疎外感，孤独感，劣等感を同じように経験した人と接することで行動は修正されていくというのは道理でしょう．このような理由から依存症の治療では，自助グループへの参加を治療プログラムとして勧めているのです．

▷関連知識

◎ 自助グループ

　自助グループは「同類の人間」「仲間」の集まりですから，細かいことを説明しなくても，ある種の相互理解ができる場所です．依存症の前駆状態から，ずっと持ち続けていた孤独感や劣等感も，仲間（peer）と接触し，交流することでそれらが解消されていきます．またそこでは否認していた病気も，今までに感じていた不幸は「病気による不健康」だったと悟って病識さえ出てくるのです．

医師やカウンセラーが同じことを助言したとしても，全く受け入れられなかったことが，同じ病気で悩んでいる人が，自分だけでなく，こんなにいるのだとわかっただけで，すんなりと受け入れられることさえあるのです．

自助グループミーティングでは，基本的に自分の体験を言い放しで，それにコメントはしませんが，それもコミュニケーションであり，自助グループの機能は，同じ問題をもってそれを解決する仲間（peer）の集まりによるピアカウンセリング（peer counseling）なのです．

また自助グループに参加し続けて，自分を見つめ直すために体験を掘り起こし，回復のためにありのままの自分をさらけ出すうちに，「自分に正直になれる」ことから，病気を治したいと思うようになれるのです．

日本には，断酒会と alcoholics anonymous（AA）という 2 つの大きなアルコール依存症者の自助グループが，ギャンブル依存症者の自助グループには gamblers anonymous（GA）があります．

▷⊐関連知識

◎ 回復過程でのピットホール

依存症者は，治療につながると心身の健康の回復が自他共に明確になるため，回復初期に活気に満ちる時期があります．関係者もその回復ぶりを喜び，その頑張りを称賛するため，当事者はさらに治療を続ける意欲を高めます．ところが，しばらくすると，そもそも病気がよくなって健康であるのが当たり前なのであって，その当然の状態に周りが強い関心を示すことはなくなり，また褒めることは全くなくなります．病気は自分のために治すのであって，周りから褒められるためにやっていることではないという自覚はあっても，「回復のビギナー」にとって，この時期には特有の虚無感や孤独感が生じてしまうのです．

これでよいのかと感じて，不安と焦りが出現した結果，依存行為が再

第2章　代表的なメンタル障害

開されるという落とし穴があるのです.

　このような落とし穴に落ちる原因は, 健康を取り戻すために依存行為をやめるのでなく, "やめ続ける"ことが目標となってしまっている誤った思考となっているからです.「やめることが目的ではなく, やめることは人生を幸せにするための手段である」という内容を, ストレスを感じるたびに呪文のように自分に言い聞かせることを助言します. また, 依存症の回復には時間がかかり, 一生かけて病気と闘った結果, 最後に勝てばいいという意識も重要であることを伝えます.

　回復（やめ続けている）期間が長期となっている依存症者の多くは, 自助グループに参加し続けていますが, 彼らに参加を継続している理由を聞くと「自分が病気であることを忘れないため自助グループに参加する」という答えが返ってきます. これは当事者でなければ語ることができない非常に納得できる答えです.

▷関連知識

◎ 依存症と遺伝（表3）

　アルコール依存症者やギャンブル依存症者の家族内には複数の依存症者が認められるケースが少なくありません. また, 臨床症例の蓄積から遺伝負因である可能性が高いといわれています. しかしながら生物学的手法を用いた研究が世界中で進められているものの, いまだに原因となる遺伝子の特定はできていません. このことから何らかの脆弱性の遺伝素因があるものの, 依存症という疾病遺伝子というものはないといってよいでしょう. つまり病気が遺伝するのではないと説明しても問題はないということです.

　多くの依存症者を観察すると, その遺伝素因はストレスに対しての脆弱性と関連のある遺伝子であることが予想されます. これに加えて, アルコールやギャンブルなどの依存症の対象となる要因が生育環境のなか

6. 依存症（コントロール障害）

にあったということ，つまりコントロール障害の家族が近くにいたことなどの因子が絡み合った結果，発症すると考えられます．

表3　精神疾患発症の脆弱性：精神疾患は遺伝するのか？

・内因性精神病には家族内に多発の傾向はあるが発症に関わる遺伝子は見つかっていない
・ストレス感受性や行動様式は，遺伝する可能性がある
・生活環境，特に養育の方法により連鎖する精神疾患はある

第2章　代表的なメンタル障害

第 2 章

―――― 代表的なメンタル障害 ――――

7

成人発達障害（大人の発達障害）

発達障害

　発達障害は「発達障害者支援法」という法律で定義されている障害です．その内容は，「自閉症，アスペルガー症候群その他の広汎性発達障害，学習障害，注意欠陥多動性障害その他これに類する脳機能障害であって，その症状が通常低年齢において発現するもの」と明示されていることから，"その症状が通常低年齢において発現"されずに成人になって社会生活を送るようになってから明確になったものを「大人の発達障害」とよんでいます．

　また，発達障害に対する一般的な認識は，"成長の遅れ"というイメージが強く，そこから発達障害には知的発達の障害があると思われがちですが，発達障害の多くのケースでは知的能力障害(一般に知的障害)がありませんし，特に「大人の発達障害」では知的能力障害はまず認められません．

　"機能障害"という観点で捉えれば，成長する過程で，大多数が獲得ないし発現する機能が，平均的な時期になっても獲得されない，または発現しきれずに機能が固まってしまうことが「発達障害」です．

　社会人になってから精神症状という形でなく，「生き辛さ」が生じることでストレスが生じて，不調となり精神科を受診して精査された結果，「発達障害」と診断されるケースが増えています．

発達障害の分類

　大人の発達障害は，大きく3つのタイプに分類されることが多く，それらは注意欠陥（欠如）・多動性障害，自閉性スペクトラム障害，限局性学習障害

です．それぞれに以下のような特徴があり，社会生活を困難にさせています．注意欠陥（欠如）障害と多動性障害は併存することが多いため前述のような表記として3つの大分類とされていますが，注意欠陥（欠如）障害と多動性障害を単独で有しているケースも少なくないので，ここでは4つに分類して，それらの特徴をそれぞれ記します．

（1）注意欠陥（欠如）障害（attention deficit disorder：AD）の特徴

・やらなければいけないこと（仕事）に集中できない
・刺激の変化が強いものに引きずられる
・知らない言葉や表現に出会うとそこから先の話がわからなくなる
・比喩の意味が理解できない
・自分でしゃべっていることに集中できず話をまとめられない（会話が長くなるが要点が伝わらない）

　ADは集中ができないのではなく，集中する事象が固定できないことが原因で生じる障害です．ADの客観的な行動を簡単な言葉で表すと，気が散りやすいということになります．

　集中する能力がない障害でないことがわかりやすい実例として，次々と刺激が出現するようなビデオゲームであれば何時間でも興じることができるのです．また会話のなかでも，ある言葉やフレーズ，話者の特徴的な動きや外表などが気になると，そこに集中し過ぎることで，会話の内容が理解できなくなるもののじっとして話を聞いているなどです．比喩表現や皮肉なども会話全体の流れとの対比から意味を導き出すことができず，理解できないため，会話がちぐはぐになってしまうことや，相手を怒らせてしまうことがあります．

　その他に会話での問題として，長く単調な講義のような話では，ほかの刺激に集中が移ってしまい，全体の話の意味が理解できないことがあります（これに対して話す側が，話す声の大きさ，速さ，抑揚を意識的に変化させて注意を引かせるなどの工夫をすればコミュニケーションが取りやすくなります）．

　発達障害の部下が仕事で失敗をした際に，叱責や強く指導するとハラスメ

第 2 章 代表的なメンタル障害

ントになることから，最近は淡々と指導注意をすることが増えています．そうすると，注意が指導内容に向かず，内容が全く理解されずにまた同じ失敗をするというケースがあるというのもわかりやすい事例です．

会話における理解は，相手の話している内容が理解できないだけでなく，自身が伝えたいことへの集中が保持できず，冗長となってしまった結果，自分でも何を言いたかったのかがわからなくなってしまうという事態が生じるのです．

(2) 多動性障害（hyperactivity disorder：HD）の特徴

・特定の場所でじっとしていることができない，苦痛に感じる
・段取りよく物事を進められない，整理整頓ができない
・計画の変更に対応できない，臨機応変に振る舞えない

AD と HD が併存障害であることが多いのは，注意の問題によって多動が生じることが多いからです．ただ，多動性の特徴しか示さないケースも少なからず存在します．HD は，普段の行動において，考えと行動をリンクするのに時間がかかり，そのインターバルの動きがバタバタして，まとまっていないようにみえるのです．そのため，考えた結果で動くよりも先に行動に出てしまい，慌てて失敗することが多くなります．これに対しては，スケジュール通りに行動する癖をつけることで改善することもあるのですが，そもそもすべての事象に対しての予見をする癖がなく，また癖つけられない性質もあるため，スケジュールが少しでも変更になると取り乱してしまい，変更のないスケジュールにまで問題が生じてしまいます．計画立案をしようとするとあれもこれも，となってしまい，まとめることができないため，段取りが悪いといわれる行動が目立ちます．AD が併存するタイプでは，やりかけては，違うものに手を付けるという繰り返しが生じて，物も作業も溜まっていきます．整理整頓が極端にできない人の多くには，潜在的な発達障害である可能性があるのです．

職場でこのような問題による損失を緩和する方法は，予め起こりうるすべての対応を，簡潔な表現で記した手順書を作り，困ったらいつもその手順書

を参照させ，その内容通りに対応することを基本とさせることです．つまりAD/HDの人には優れたマニュアルがあれば，仕事での失敗が軽減されることは可能ということです．

(3) 限局性学習障害（specific learning disorder：SLD）の特徴

修学中に様々な事柄の体得ができないことが表面化すると精査されて，学習障害（LD）と診断されます．十分な修学が終わっていて，全般的な知能に何ら問題を指摘されずに成人したにも関わらず，読み・書き・計算という三大学習という限られた能力に問題があって，社会生活，特に仕事をするのに支障が生じる障害です．

以下のような症状が存在していて，これらにあてはまるものが1つでも6か月以上継続していて，その原因が知的能力障害や視力・聴力，他の精神疾患などでは説明できない障害を大人のLDとしてSLDと診断します．

- ・文章を読むのが遅く，読めても意味が正確に理解できない
- ・字を正確に書けない，綴りの間違いが直らない
- ・文章をまとめられない，間違った文法や言葉の誤用が多い
- ・句読点の位置や話の区切りができず，文書にまとめられない
- ・計算，特に暗算ができない
- ・推論ができない

(4) 自閉性スペクトラム障害（autism spectrum disorder：ASD）の特徴

典型的な自閉症の多くには知的発達の遅れがみられるのですが，知的な障害を伴わない自閉症があります．このような自閉症をASDといいます（古い診断基準のアスペルガー症候群のほとんどを含みます）．

こどもの自閉症での知的な問題は，言葉を使わない，発しないなどの症状がみられることから言葉自体を理解できていないことが客観的にわかるのですが，知的な障害がないASDでは，言葉の遅れもなく，会話はできるのであたかもコミュニケーションが取れているようにみえるのです．ところが，実際は細部のニュアンスやいわゆる行間は全く読めないため，コミュニケーションにおいて強い違和感を覚えます．また，このコミュニケーション能力

の延長にある人の表情や動作から，感情や次の行動を予測するということができないため，会話しているのに内容が理解されていないことや誤解が生じて社会生活を送るうえで損失が生じます．日常的に密なコミュニケーションが必要な職場では，本人より関係者のほうが大きなストレスを感じることが多いというのが実情です．

　ASD には生活のなかで以下のような特徴的な行動がみられます．

- ・人が集まる場所を敬遠する（大勢が苦手）
- ・場面に似つかわしくない行動を取る（いわゆる「空気が読めない」）
- ・何についても急な変更に対応できない
- ・話を聞くとき，話すときに人の顔をみない（表情を読み取れないのでみない，みる必要を感じない）
- ・感情的に話している相手が何に感情的になっているかわからない
- ・大きな音，眩しさ，強い臭気など不快な感覚を伴う刺激に非常に過敏に反応する

▷▶関連知識

◎ 発達性協調運動障害（developmental coordination disorder：DCD）

　行動の真似や身体の複数の部位を使った動き，道具や機械の操作などが円滑に行えず，ぎこちない動きとなり，またその動作に時間がかかる障害を DCD といいます．スポーツのなかでも球技，自転車の運転，楽器の演奏などが上手くできないことや，仕事では読める文字が書けない，消しゴムを使うとかえって汚れることや力加減ができず紙が破れるなどの作業で問題が生じます．

　DCD も知能に問題がない発達障害の 1 つですが，先に説明した AD/HD，SLD，ASD のように大きな損失が生じるほどの社会生活での支障は多くないため，いわゆる"不器用な人""ドジな人"という扱いですま

されていることがほとんどです．そのため，医療機関にかかるケースは
ごく僅かです．動作の鈍さによる負傷や行動をなじられることに悩み，
ストレスと感じて精神科を受診することがきっかけで初めて DCD であ
ると指摘されることがある発達障害です．

発達障害と薬物療法

　発達障害がなぜ生じるか原因は明らかにされていません．しかしながら，
シナプスに関する研究から，人間が成長するに従って，脳の機能を向上させ
るプロセスでは，機能獲得ごとに新しいシナプスを形成して継ぎ足す方法で
拡張するのではなく，一旦シナプスを多く形成しておいてから，環境に適合
して構築された神経ネットワークに必要なシナプスの取捨選択（シナプスの
刈り込み）が行われることがわかってきました．

　この知見から，発達障害では，このプロセス，つまりシナプスの刈り込み
が上手くいかず，残存した不必要なシナプスが情報処理や反応に介入するた
め，刺激に対して効率のよい反応ができないのではないかと考えられるよう
になっています．また，このプロセスのトラブルは統合失調症の発症の原因
の1つとも考えられており，発達障害との共通の特徴である，一部の能力が
驚くほど秀でているという点の説明も付きます．

　このように発達障害が脳の基本構造に起因するとなると，現在臨床で用い
られている向精神薬は，ネットワーク形成不全を改善させるような作用はな
いため，薬剤で根治は当然のことながら症状を緩和することも「難しい」と
いわざるを得ません．しかし，発達障害の治療には薬物療法は全く必要がな
いというわけではありません．

　発達障害では，個別に適した環境が整備され，その環境でなおかつ個々の
リズムやペースによる生活や作業空間であれば，目立った支障は生じないの
ですが，そのような要件を満たす余裕のある環境はプライベートでも用意す
ることが容易ではありません．ましてや職場で，個別対応可能な（作業）環
境を用意できるはずはないのです．また現代はすべてにおいてスピードが要

求される世の中ですから，発達障害をもつ人は"できないことが多い人"という扱いとなり，社会生活を送るにあたり，多くの苦難とそれに伴う苦痛が常に生じているのです．

　そのようなストレスが毎日の生活のなかで常に生じているのですから，ちょっとした変化に遭遇するだけでも容易に取り乱しや混乱などのメンタル不調が生じて当然です．

　このメンタル不調の発現を予防し，発現してもすぐに解消しなければ，さらに問題が大きくなり精神症状へと発展するリスクも高まるために，対症療法として薬物療法を行う場合はあり得ます．環境からの好ましくない刺激問題を取り除いても不調となる際や，ストレスが不可避な場合の措置として使える薬物療法があるという認識は必要です．

（1）薬物療法の対象となる症状

　発達障害のほとんどのケースが，過敏な反応を示すことと，ストレスに対する耐性が低い性質をもっています．その反応として最も多いのが「不安」の症状です．

　障害の有無に関わらず，「不安」が続けば防御反応として過敏になりますが，元より過敏であれば，なおさらその反応は強く出やすくなり，その反応によってエネルギーを奪われてしまいます．それが抑うつ気分や気力の減退として現れます．

　また，不安の発生が短期間に集中するような状況においては，被害的な感情やひどいときには被害妄想へ発展することもあります．このような状態では脳は興奮状態が続くため，入眠障害や熟眠障害も発生します．これらは生活や労働において支障が生じるため，薬物療法が必要なときがあるのです．

　発達障害をもつ人たちに薬物療法を行う場合，その対象者が大人・こどもに関係なく，効果，副作用，自己回復力のバランスを保てる「最小用量での薬物療法」を行うことが大原則です．それぞれのケースに最適な薬剤を選択した場合でも薬剤による副作用が出ることは避けられません．他覚的に把握できない副作用が生じている場合でも，それを表現して伝えることが上手くできないことが多く，もどかしくしている状態をみて，さらなる不調と誤認してしまい，減量すべきところを増量してしまうミスジャッジが生じること

があります．また，過効果（過鎮静）によって覚醒度が低下すると，外界からの情報による処理能力がさらに低下し，ますます混乱をきたすこともままあります．このような問題を防ぐためにも，症状がひどい場合でも必ず最小用量から投与して，精細に観察した後，維持用量を設定します．症状によって，どのような薬剤を選択すればよいかを以下に例示します．

(2) 不安…抗不安薬か SSRI

不安に対して一時的に用いる頓服薬としては，マイナートランキライザー（抗不安薬）のなかでも抗てんかん作用も示すクロナゼパムやジアゼパムを最小量を頓服で用い，連用と増量は依存の形成となるため厳禁とします．

不安が常にみられ，常時服薬が必要と判断した場合は，タンドスピロンを選択し，成人に限っては SSRI のなかでもフルボキサミンを用います．フルボキサミンが用いられるのは，用量の調節幅が大きく，バランスを取る用量の見極めに有用だからです．使用量は，「うつ」の治療に用いる用量の 1/4 から 1/2 程度となります．

(3) 情緒不安…抗てんかん薬

情緒不安が原因の行動化による衝動行為は脳の興奮による爆発性が原因と考えられ，それはまさにてんかん発作と同じです．気分の安定化とてんかん発作のいずれにも効果が認められる薬剤を選択します．薬剤としてはバルプロ酸ナトリウムやラモトリギンを用い，症状に応じて適宜増減を行います．

(4) 衝動行為を伴う興奮や継続する興奮…抗精神病薬

このような興奮が生じる場合には，すべての外界からの刺激に対して過敏に反応する性質があると考えられるため，鎮静が必要となります．以前はハロペリドールを用いましたが副作用が効果を上回るため，現在はアリピプラゾールを最小用量で用います．緊急を要する場合は，効果発現が早いアリピプラゾールの液剤（oral solution）を用います．抗精神病薬によって，日中の興奮が制御されれば，睡眠障害は生じないことも考えられますが，鎮静によって活動が減じて，日中の総活動量が不足すると心身の疲労のバランスがアンバランスとなって入眠が障害されます．これに対してはまず，ある程度の負荷のかかる運動を行い，運動量全体を増加させることで興奮を解消し，入眠の促進を図ります．それでも改善が認められない場合には，覚醒と睡眠

第2章　代表的なメンタル障害

の調整が障害されていることも考慮し，最初に選択する薬剤は，覚醒の抑制が障害されていることによる不眠に効果するオレキシン受容体拮抗薬のレンボレキサントを選択します．

関連知識

○ HSP

　HSP は highly sensitive person の略語ですから病気ではなく，個体の特性を表した心理学で使われる用語です．HSP も発達障害と同様に社会生活において生き辛さを感じている点では似ているところがあり，特に疲れやすいという点では酷似していますが，疲れに至る行動の背景が全く違います．HSP はその環境に過剰適応しようとして精神的エネルギーを使うものの，結果として上手くいかないというのに対し，発達障害はその環境で適応が何かを読み取れずに過活動となり心身のエネルギーを無駄に使ったものの結果として上手くいかない，という違いです．それは，発達障害は疾病であり，HSP は脳の特性だからです．

　インターネットによる不確かな情報の氾濫によって，医療現場に混同がもたらされることは精神科に限ったことではありませんが，HSP 関連の間違った情報によって，発達障害やパーソナリティ障害のケースであるにも関わらず"自分は HSP だ"と強く訴えて，臨床現場で問題を引き起こす事案が少なくありません（自験例でも，発達障害と診断されてセカンドオピニオンを求めてきた人の訴えは，「私は HSP であって，発達障害ではありません」というものでしたが，このような抗議をしてくるケースはそもそもパーソナリティ障害です）．

第 3 章

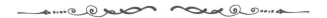

代表的なメンタル障害の実例とその対応

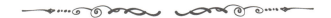

この章では様々なメンタル障害を理解してもらうために，典型的な経過，症状，治療について説明します．実例として紹介しているケースは，疾病の病態がよくわかるようにするため，また個人が特定されることがないように内容を加工して例示しています．このため正確には表題に記している「実例」ではないことを最初にお断りしておきます．

第3章

・・・——— 代表的なメンタル障害の実例とその対応 ———・・・

1

うつ病とうつ状態，双極症（双極性障害）

「うつ病」のケース

ケース情報　41歳，男性

性　格　内向的，几帳面，非常に責任感が強いが，融通が利かないところがある

症　状　抑うつ気分，高度な不眠，不安と焦燥，食欲低下，全身倦怠感

既往歴　なし，健康診断結果特記なし，実時間の報告をしないが長時間残業が常態化

エピソード　中高一貫教育の進学校から一流大学の工学部に進学し，最終学歴は大学院卒．ITエンジニアとして，様々なプロジェクトで功績を上げ，社内の最年少マネージャーとなる．部下は全員年上であるが自分より仕事の効率が悪く，ジレンマを感じていた．仕事の進捗に対して苦言や指導することができず，その部分の補填を自分でやらざるを得なくなるという状況が続いた．細かい指示をしなければ何もできないスキルの低い年上の部下が，顧客先での会議で「何も指示をうけていない」「聞いていない」と発言したことで管理責任問題というクレームが生じた．その部下は，スキルは低いもののプライドだけは高く会社の体制に対して反抗的な人物であり，トラブルを生じさせる上司の下では働けないといって，職場放棄して出社しなくなった．この問題に対し，統括部長に呼び出され事情を聴取され，顧客からのクレームに対しての責任はないものの，マネージャーの仕事は管理であり，マネージャーが部下のやるべき作業を代わりに行っているから管理不行き届きとなるので働き方を改善するようにと厳重注意を受けた．それ以後，不眠や下

痢・便秘の症状が繰り返し生じ，次いで，全身倦怠感，食欲不振など様々な体調不良が出現したが，仕事に穴をあけるわけにはいかないと，休むことなく出社した．さらに業務の進捗をスケジュールに合わせるために，部下のマネジメントを行う必要のない時間帯に仕事をするようになり，残業や土日に作業をするようになった．

　先ほどの職場放棄した社員がメンタル障害であるため療養が必要という内容の診断書を提出したことで人員減となり，その代わりの仕事もせねばならず，深夜まで残業せざるを得なくなった．その4週間後の日曜日に社内で作業中に倒れているところを，休日出勤してきた社員に偶然発見され救急搬送される事態となった．救急外来での検査から，身体疾患は認められず，脱水と過労と診断されたが，近々の生活や働き方を聴取され，救急外来の医師に，高ストレス状態であるため精神科を受診するよう勧められた．

　しかしながら，精神科を受診することなく，翌日から出社して働いている報告を受けた上司が心配し，産業医面談を受けるよう指示した．産業医は看過できる状態ではないため即精神科専門医を受診するよう指示を出したが，「大丈夫」であると頑なに受診を拒否したため，上司が付き添って強制的に精神科受診となった．

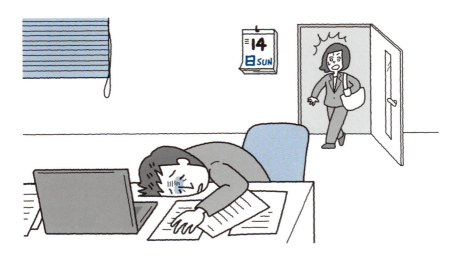

第 3 章　代表的なメンタル障害の実例とその対応

　診察の結果「うつ病」であり，療養のための休暇を勧められたが強く拒絶したため，薬物療法と週に 1 度の通院をするということに合意して帰宅した．ところが翌週の通院をせず，「仕事に穴を空けるわけにはいかない」と言って聞かないため，上司と人事担当者が協議し，安全配慮として休職命令を発して療養させることとなった．

(1) チェックポイント 1

　このケースは典型的な「うつ病」です．「うつ病」の特徴な性格（**表 1**）である几帳面で責任感が強いというところが，仕事面でも強く現れています．精神的な症状（抑うつ気分）は前面には出ていないものの，食欲低下，不眠，下痢や便秘を繰り返すなどのうつ病の身体症状としては特徴的な症状が認められています．

　うつ病で不調な状態でないときでも，この性質は変わらないため，無理をしていることに対して批判力がないことが多いことから，管理監督者は働き方においての観察を行い，適切な時期に制限をかけるなどの配慮を行う必要があります．このケースでは，平日の常態化した残業や休日出勤などの働き方について，誰かしらがそのような尋常でない就業状態を指摘して是正しておけば，うつ病の発症は防げた可能性があります．

(2) チェックポイント 2

　職場の最終的な対応としては，休養させることになりましたが，うつ病者の性格からして，余程の強い指示がなければ自責の念から働き続けるという行動は予想できることです．担当医師から本来は回復のために療養が必要と告げられた時点で，付き添ってその場にいた上司は，その意見に従うように指示することが初動の安全配慮だったのですが，その機会を逸しています．

　このケースでは持ち上がらなかった内容ですが，近年はリモートワークなどの働き方があり，当事者が働くことを切望するため，軽減措置としてリモートワークを許可するといった事例がありますが，管理監督できない自宅での就労はさらに無理をすることや，就業中に自宅で倒れてしまった場合何も対処できないため，"不調なので自宅で仕事をする"という申し出には絶対に許可しないことが重要な点です．

94

表1　「うつ病」負因の高い性質（性格）

・循環気質
　社交的，善良，親切，情け深い，熱しやすい
・執着性格
　仕事熱心，凝り性，几帳面，正義感，責任感
・メランコリー型
　執着性格＋誠実，奉仕的，自責的

（3）チェックポイント3

　「迷惑をかけられない」という言葉の本質は，与えられた仕事ができない状態に対して，罪悪の心理が働くからです．これはうつ病の特徴でもあるため，療養＝何も責務がないことに拒絶を示します．このような心理背景を理解して「今あなたにあたえられた仕事は静養することです．これは業務命令です．しっかり治して戻ってきてください．回復を急いで再発することは好ましくありません．今のあなたの上司は担当医師ですから医師の指示に従って療養に専念してください」とアドバイスするよう心がけてください．

（4）チェックポイント4

　現場は元から人員不足であったと考えられます．実際によく経験することですが，高負荷な業務において従事しているメンバーの誰か1人でも理由を問わず就業できなくなると，次々と連鎖して就業できなくなる傾向があります．原因は，業務の再配分でさらに負荷が高まることだけでなく，続けることのモチベーションの低下と，先行き不透明に対する不安が全メンバー間に生じるからです．本ケースでは，トラブルの元凶ともいえる社員が休んだ時点で，さらに高負荷となることは容易に想定できたはずですから，この時点で上司は関わりのあるメンバー全員へのヒアリングは必須です．現状の正確な把握を行うアクションを取るだけでも現場のメンバーはケアされていると感じるため予防対策としても重要な行動です．

🗂 「うつ状態」のケース

ケース情報　32歳，男性
性　格　執着気質，自己主張が激しい，責任感に欠ける

第 3 章　代表的なメンタル障害の実例とその対応

症　　状	怒り，焦燥，意欲減退
既 往 歴	特になし
エピソード	頻回の対人関係のトラブル．

　社員 A は，高校卒業後，2 年浪人したが大学に入学できず，専門学校に進学．卒業後ソフトウエアベンチャー企業に入社した．下請け業務として関わった会社の社員と趣味が同じということで気に入られ，推薦されてその元請け会社の社員となった．入社してすぐに明らかなスキル不足であることがわかり，スキルアップのためのトレーニングを受けるよう上司も指摘したが，根拠のない自信があり，その指示にも従うことはなかった．

　職場のメンバーのほとんどが一流大学や大学院卒の優秀なエンジニアであり，学歴コンプレックスがあるようで，何かと持論を展開して業務上の立場を優位な関係にしようとする行動や担当する作業を減らそうと画策するなどの目に余る行動が顕在化し，プロジェクトが終わるごとに部署異動させられることとなった．これに対して，社員 A（本人）は「マネージャーが僕の能力を上手く使えないのに，まるで僕が無能のような扱いをする」「会社が若い力を育てない体制だから成長できない」などと絶えず後輩に会社に批判的な話をするようになった．

　新しい部署での上司は，命令指示をしない人物であったのをいいことに，仕事も自分のペースで気ままにやっていた．そのため，業務の進捗がスケジュールから遅れており，その遅れを取り戻すために，ほかのメンバーがその肩代わりをして高負荷の状態にあった．ある時，顧客からの要望で仕様変更が発生したが，その内容が直接社員 A の担当している部分であり，全員の作業に大きく影響することが業務全体を把握できていない社員 A には理解できていなかった．

　当然ながら進捗は遅れ，それに対して顧客との会議で，遅延の理由と対応策について社員 A は説明を求められたが，「契約内容と異なる業務の責任はない」と答えた．社員 A が顧客の指摘した内容を理解できていないことにほかのメンバーが気付き，フォローとして弁明に入ったが，「私の担当部分が変更になることは聞いていない」と答え，火に油を注いだ．メンバーも顧客側の担当者からも「当然関連して影響が出ることがわからなかったのか？」と

呆れ気味に質問されると，立腹して何も言わずに退室してしまった．

顧客との関係でトラブルが発生したことはすぐに上司に報告され，上司が顧客に謝罪することで，その件は一旦収まったが，社員 A はトラブルに対する責任は自分にはなく，上司にあると主張し，職場放棄して出社しなくなった．

連絡が取れないため，担当人事が無断欠勤は就業規則違反である旨の通知を郵便で送ると，「上司のせいで多大なるストレスを受けた．客にも人格を否定されるような扱いを受けた．精神的なダメージが大きくて電話もできないほどであって，原因は会社にあるのに無断欠勤扱いするなら訴えます」とショートメッセージで返答し，数日後「うつ状態」で 3 か月間の休養が必要という内容の診断書が郵送され休業となった．

(1) チェックポイント 1

そもそもの原因は，スキルセットにギャップがある人材を採用してしまった不適切採用です．最近の日本ではどの職場でも人材に余裕のあるところはなく猫の手も借りたいほどに人員不足のときに，経験不問で採用した場合，応募してきた人材の質が極端に悪く，そのなかから選ばざるを得なかった場合，そして安易な紹介や推薦での採用が行われがちです．それが，このケースのようなミスマッチ採用による職場トラブルを生み出します．

最近は採用面接対応のマニュアルなどが存在するため，形式通りの面接では真の人物像を得られることはできません．話しぶりから期待感をもてたの

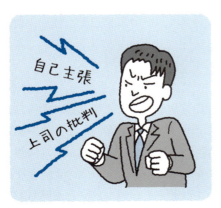
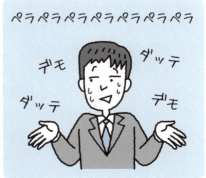

第3章　代表的なメンタル障害の実例とその対応

で採用してみたらこんなはずでは…ということがどの職場でもみられる問題のようです.

このケースと同様な行動をとるケースには共通点があります.

①自己主張が激しい
②謝るより先に言い訳をする
③自己正当化する抗弁が長い
④所属体制に対する批判的な発言が常にみられる
⑤プライドが高い
⑥気に入らないことがあると理由も告げずに中座する

などの特徴です.

(2) チェックポイント2

先の「うつ病」ケースと比較すると,このケースは社会性が全く正反対であることはわかるでしょう.「うつ病」では責任感が強いことに対し,このケースは「うつ状態」とされていますが,相手に責任を転嫁しています.スキル不足のなかで仕事をしなければならないことがストレスであるのはわかりますが,スキルをマッチさせる努力もせず,体制批判ばかりしているのですから本人より周りのストレスのほうが高いのです.

職場で,仕事ができない人たちからよく耳にするフレーズに,「頑張っているのに認めてもらえない」というものがあります.働く人は誰もが"頑張って"いて,頑張っていない人などいないのです.これは自己愛が強く,自己評価が高く,自己分析ができないという証明で,パーソナリティ障害である可能性が高いことを示唆する言動です.

(3) チェックポイント3

このケースを「うつ状態」と診断するのは誤診です.人事からの無断欠勤に関する注意に対する返答からうかがえるエネルギー量からしてもうつ状態ではありません.また,すぐに訴訟の話を持ち出すのは,社会性の問題やパーソナリティに問題があるケースに特徴的にみられます.このようなケースに対し,診断書に記載されている「うつ状態」を「うつ病」と混同して,

98

うつ病に対してのケアフルな接し方をすると，療養に至った原因は会社にあるなどと増長し，何かにつけて揚げ足を取ろうと画策します．対応するときはいつでも気持ちと時間の余裕があるときに対応し，相手のペースに乗せられないように注意を払いながら対応します．

(4) チェックポイント 4

　雇用側には安否確認の義務はないものの，何の連絡もせずに出勤しなかった労働者がいる場合には，安全配慮の観点からも管理監督者は連絡を取って安否と事情の確認を遅くとも当日の午後までには行う必要があります．1日は様子をみるという職場があるようですが，そのような安易な考え方があることが事故や係争を引き起こすリスクです．連絡ができないような状態である（あった）ことが証明されない限り，無断（無連絡）欠勤については厳正に対処しなければ，組織のガバナンスが維持できていないと指摘されても仕方ないのです．特にこのケースのタイプの人物には，即座に連絡し，厳重注意の対応をすべきです．アクションが遅れたという事実を逆手にとられ，それが無責任な組織であるエビデンスとされてしまうからです．このケースでは，言いがかりであっても職場にストレスをかけられたという主張がすでにあるのですから，アクションの遅れがあるとその主張が第三者にはもっともらしく聞こえます．たとえ「うつ状態」という診断書で療養している場合でも，このケースのような攻撃的な通知がある場合の初動としての返答内容には，先に職場放棄したことの事実を盛り込み，残されたメンバーのストレスは，どうなるのですかと切り返すぐらいの対応を行ったエビデンスを残す必要があります．

　このようなケースでは，病気になったのは"会社や世の中が悪い"と訴えるばかりで，自分に原因があることを決して認めません．ただ，"世の中が悪い"という理由のなかには，普遍的な現代社会の問題として理解できる部分があることや，自己正当化する理論展開に長けているので，"なるほど"と錯覚させられ，聞き入ってしまことがあります．このように相手のペースに巻き込まれないように接することを忘れないようにしてください．

第3章　代表的なメンタル障害の実例とその対応

🔷「躁病」のケース

ケース情報	31歳，男性
性　格	社交性が高い，活発，熱中しやすい
症　状	本人は何も悩むことはなく，むしろ爽快で多動
既往歴	受診歴はない
エピソード	大学在学中，夏休みに単独で海外をバックパッカー旅行し，

予定を過ぎても旅を続け，帰国が遅れ，必修講義の単位を取得できず留年した．それが原因で，成績は優秀であったが第一希望の企業に就職できなかったが，就職先がないことに悩むこともなく，マイペースで仕事を探した．なかなか就職活動が上手くいかない状態が続いたある日のこと，普段から浪費癖があり，本を大量に購入するところをみていたほかの客からその豪傑さに驚いたと声をかけられた．初めて会った人にも関わらず，意気投合して会食し，自身の身の上話など個人情報を臆面もなく話したところ，陽気で闊達な人柄だと気に入られ，さらに現在就職先を探していることを話したところ，口利きをしてもらうこととなり営業職としての入社が決まった．

　元来の社交性の高さとフットワークの良さから，営業という業種はマッチしており，業務成績も上々で評価は高かった．職場でも成績不振な時期でも皆に元気を与えるムードメーカーといわれる存在で，入社7年目に係長代理に任命された．デスクワークや休日出勤が増え，エネルギーをもてあまし気味でストレスを感じる日々が続いて半年ほど経過した頃より，早朝5時から出社して上機嫌に仕事し，部署の皆にデザートだといって食べきれないほどのケーキを買ってくるなどの突飛な行動がみられ始め，さらに出張先からの帰宅時に人身事故による代替輸送が待てないといって8時間かけて夜通し歩いて帰宅するなどの奇行がみられた．

　その数日後，顧客からのクレームに対して，部下を連れて謝罪に行ったところ，"申し訳ありません"という言葉は口にするが，ニヤニヤとしながら話す態度に不快感を示した相手の担当者が，「そちら側のミスであると認めるなら，今後どう対処してくれるのですか？」と質問したところ，自身の財布を取り出し，所持金のすべてを机に並べて「じゃあ，これで．すみませんね

100

え」と言い残して消えてしまった．部下が後を追ったが行方不明の状態となったため，家族と連絡を取り，同行して警察に捜索を願い出た．

次の日の昼頃，携帯電話で会社に「絶景！」とだけ電話をかけてきたが，居所を告げなかった．1時間後，遊園地の警備係から，観覧車から降りない客がいて警察に通報しようとしたところ会社名を上機嫌で叫んで連絡してくれというので連絡したという電話があったため，課長と部下が2人で遊園地に駆けつけたところ「待ってたぞ！　今日は俺のおごりで貸し切りになってるから一緒に乗ろう」と駆け寄ってきた．2人で何とか車で会社まで連れて帰ったものの多動・多弁の状態が続いていたが酒に酔っている様子でもないことから，精神科を受診させることになった．診断の結果「躁病」と判断され，医療保護入院となった．

(1) チェックポイント1

このケースは躁病の典型的なケースですが，最初の躁病相のエピソードは，学生時代の行動です．最近は旅行会社が提供するパック旅行ではなく，大まかな旅行計画だけを立てて，気ままに旅行をするバックパッカーが増え

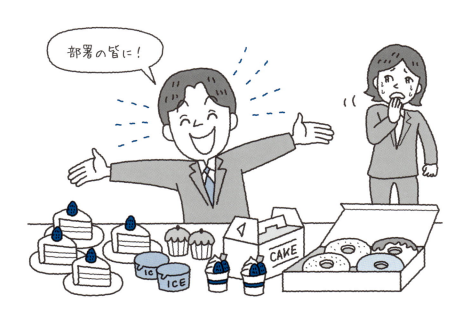

てきていますが，このケースはそのような旅行者とは違います．留年すると
いう事態は当然予測でき，不利益が生じることは当然わかっていたにも関わ
らず強行された旅行であり，躁状態での行動です．このエピソードが自然寛
解した時期は明確ではないですが，留年によって就職できなかったこともあ
まり悩まず，軽躁状態での行動が功を奏して就職できたというまれな利得が
あったケースです．

　双極症（双極性障害）の初回のエピソードは，このような躁病相のエピソー
ドの症状は軽く，自然寛解することも多いため，エピソードとして認識され
ないことが多いのです．躁病相を見逃されることは，後年にうつ病相で治療
を受けることになった場合，最適な治療方法が選択されず，「難治性のうつ
病」と誤診されてしまうこともあります．

(2) チェックポイント2

　このケースでは上司の機転ですぐに当事者を保護するためのアクションを
取ったことから，治療に結びつけることができましたが，躁病はその症状・
行動からもわかるように，病識は欠如していますから，自ら治療を受けるこ
とはありません．精神医学的には今回は2度目のエピソードですが，最初の
エピソードを知る人がいなかったため，早期の予防対策は難しかったかもし
れませんが，今回の躁状態のエピソードは，早朝5時の出社などの行動の変
化から異変を察知することができるのです．再発を繰り返すリスクが高いメ
ンタル障害は，普段の言動との比較で，微小な変化でも予防的受診を促すこ
とで再発が防げます．早めの治療は，当事者の社会的損失だけでなく，治療
にかかる費用や職場に与える影響などすべてにおいて削減となり，有益に働
きます．

(3) チェックポイント3

　躁状態ではエネルギーが有り余っています．多くの躁病者は夜中も眠らず
に次々とまとまらない行動を起こし，そのままの勢いで寝ずに翌朝まで多
動，過活動がみられます．このケースでもそれまでにみられなかったような
早朝出勤などがあり，交通機関のトラブルで帰宅困難になったときの行動も
夜通し8時間もかけて歩くなど，エネルギーが余っている故の行動が観察で
きます．

1. うつ病とうつ状態，双極症（双極性障害）

また爽快感を伴う上機嫌な躁状態のケースのほとんどに，浪費行動が認められます．浪費を超して散財するケースも少なくありません．運転免許ももたないのに数千万円の高級輸入車を購入契約してしまったケースはわかりやすい例です．このケースでは，職場に大量の差し入れを買ってくるという浪費行動が認められます．ただ，普段から大雑把で考えなく大量の土産を買ってくる人は存在しますので，あくまでも普段と違う行動の変化としての浪費行動を指します．

(4) チェックポイント 4

何度も不調を繰り返している人でも，寛解すると油断してセルフチェックを怠るケースが少なくありません．このケースのように本人が最初のエピソードを精神的不調によるものと自覚しておらず，今回が初めての不調（発症）と認識すると，繰り返された病気という意識はないため，今回のエピソードは偶然の事故に遭ったようなものと考えてしまうことがあります．そのような病識の欠如状態では，防げる再発も防げません．復職した際には，病気を恐れさせる必要はありませんが，軽くみるようなことがないようにと助言することと，健康な労働力を継続して提供する義務を果たすにはセルフチェックを怠ることは許されないということを説明し，再発を自ら予防するよう促します．

「双極性気分障害：躁状態」のケース

ケース情報 44 歳，男性

性　格 真面目，執着気質，社交的，こどものような無邪気なところがある

症　状 意欲減退，不眠

既往歴 38 歳時にうつ病の既往

エピソード 大卒後，大手商社に入社，業務成績も平均的で特にプライベートにも問題のない典型的な "サラリーマン" という印象のビジネスマンであった．大きな功績があったわけではないが，年功による人事で入社 15 年目に係長に昇格した．性格は真面目，面倒見がよく社交的であるため部下にも慕われ，部署内でも羨望のチームといわれるほどであった．ところが，

あまりの面倒見の良さから，一部の女性社員をひいきしているという噂やセクシャルハラスメントがあるなどと事実無根の陰口をささやかれ始め，これを真に受けた社員がハラスメント窓口に通報したことから，ヒアリングされるという事態となった．調査の結果，誹謗中傷でありセクシャルハラスメントの事実はないことが証明されたのだが，それを機に社内でほとんど誰とも会話をすることがなくなり，部下への指示でさえもメールですませるという状態となった．それから約2か月経った頃から急に眠れなくなり，次第に異常な身体の倦怠感を自覚し始め，毎朝覚醒してもすぐ起き上がれない状態となったため内科を受診した．

内科的にはどこにも問題がないため，ストレス障害の可能性を指摘された．精神科を受診したところ，うつ病と診断され，療養指示にて休業することになった．薬物療法と安静により3か月目には復職し，治療開始から5か月で症状は完全に軽快したため治療は終了した．その後は職場内での環境も改善され，それ以前と変わらぬ仕事ぶりで約5年間問題なく過ごした．

43歳になり課長代理に昇格し，様々な業務が増えたが以前のことを教訓に，細心の注意をしながら就労した．綿密な計画による仕事のスタイルも定着しだした．昇格から半年が過ぎた頃から，疲れを感じるものの眠くならず，あれもこれもやってしまいたいという焦りとは違う奇妙な感覚を自覚し始めたため，うつ病の再発を懸念して，自ら精神科を受診した．環境変化と負荷の増大もあり，不眠も出現していることから，担当医師は，うつ病の前駆状態であり，再発する前の早めの受診であったと説明した．以前効果のあった抗うつ薬による治療が開始され，数日すると疲れは感じることはなく，むしろ気分は爽快となり，仕事への意欲が高まった．不眠は改善しないが，疲れは解消されているので，眠れない夜はビジネス書物を読んで過ごすこととした．このような睡眠不足の状態が1週間ほど続いた翌日，急に部下に同行して顧客に挨拶回りをするなどのいつもと違う行動が始まり，絶えず思い出し笑いをしたかと思うとストレッチ運動を始めるなどの奇行が出現した．部下が心配して部長に連絡し，その状況を確認するため職場にきた部長に対して，「いらっしゃい！　待ってましたよ！　みなさん部長様に敬礼！」とスキップしながら出迎えた．話をしようとしたが，一方的に前夜に読んだ本の

解説をし始め，多弁多動な状態が続いた．通院中の精神科へ状況を連絡したところ，即受診するよう指示され，診察を受けた結果，うつ病で治療していたが，現状は躁状態であると説明を受け，また入院治療の必要も説明されたため，家族にも連絡を取り，医療機関で待ち合わせた．入院に対して本人は拒絶することなく，むしろ上機嫌のまま入院に合意して入院となった．

(1) チェックポイント1

　このケースの経過から，今回の入院に至るエピソードは躁病相でなく，「抗うつ薬による hyper activation や activation syndrome ではないか」という意見があると思います．確かに抗うつ薬を使用しているときにうつ状態から，急に活動量が増加に転じることや行動に変化が出ることがあります．しかしながら，このケースの今回のエピソードで発現している症状は，睡眠については「うつ」にみられる睡眠変化とは異なり，眠らなくても元気で活動を続けられるものであったこと，また，躁状態に特有の礼儀を欠いた尊大な振る舞いがみられることから躁病相にみられる不眠症状であると判断できます．

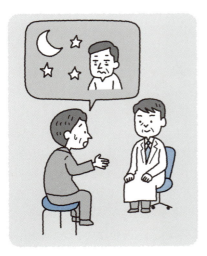

うつ状態 の不眠

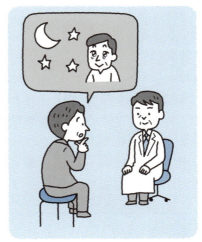

躁状態 の不眠

第3章　代表的なメンタル障害の実例とその対応

(2) チェックポイント2

　このケースでは，当事者は一度「うつ病（相）」を経験したことから，仕事のなかでもストレスに対してのモニタリングを常に行い，セルフチェックを欠かすことはありませんでした．その結果，精神変調を自ら察知し，病初期に医療機関を受診しています．今回はその変調が躁状態と認識されなかったため，結果的には予防できず，残念なことに入院となってしまったのですが，これはセルフチェックとセルフケアの見本のような非常によいケースといえます．

　双極症の場合，最初に医療機関を受診するきっかけは，ほとんどがうつ病相であるため，多くのケースが「うつ病」として治療を受けています．初診が「うつ病」と診断され，後に双極症とされたケースでも，全生活歴を詳細に聴取すると，前項（p.100）で説明した「躁病」のケースにみられたような学生時代の行動が，躁病相のエピソードであることが判明し，それが治療をうけることなく自然寛解していたことが後々に確認できることもありますが，このケースでは躁病相のエピソードは全生活歴のなかで最初のエピソードであったため，今回のように精神科医でも予見できないことが起きてしまったのです．

(3) チェックポイント3

　退院後の職場での支援方法について，「うつ」のケースでは負荷を軽減する，無理をさせないなどの支援は思いつくようですが，「躁」のケースに対してはなかなか答えが返ってこないものです．職場に復帰直後には，うつと同じように，高い負荷（刺激）を与えないようにすることが大切です．もう1つは，関係者が変調について当事者と一緒にチェックするサポートを行うことです．それぞれの評価に相違がある場合は，再発の予兆であると判断し，担当医師にその旨を伝えるよう本人に指示することが支援であり，専門知識は不要なため，職場でも可能なサポートと考えます．その際に留意することは，丁寧な観察であり，監視ではないことを意識することです．一挙手一挙動を逐一評価するのではなく，コミュニケーションでの反応，感情表出などに違和感がないかをみるだけです．

(4) チェックポイント4

　当事者の多くは，継続治療の必要性について一度健康を取り戻すと忘れてしまいがちです．

　双極症は，疾病の性質上いわゆる現役世代では，治療を途中で中断すると再発する恐れが高いというエビデンスがあります．このような理由から，担当医師が「もう治療を終えましょう」と言うまで，必ず治療は続けましょうと何度も説明するのですが，実際の臨床現場で，その約束が守られないことは少なくありません．それが原因で再発するケースは高率です．確かに安定した状態になってからの治療継続の必要性を実感させるのは困難です．職場では，健康管理と安全配慮の2つの義務遂行の観点から，休業や休職後の1年間は通院状況や経過を報告してもらうような取り決めをすることが推奨されます．

第3章 代表的なメンタル障害の実例とその対応

2 ストレス関連障害 (適応障害, 身体症状症)

適応障害ケース

ケース情報 55歳, 男性

性格 人当たりは良いが場当たり的な行動が目立つ, 早合点しやすく熟考しない

症状 高度な不眠, 抑うつ気分, 過呼吸

既往歴 40歳代前半から内科にて高血圧症, 脂質異常症, 肝機能障害で治療を受けている

エピソード バブル時代の大量新卒採用で大手メーカーに営業職として就職. 能力的には高くなかったが, 社交性の高さと好景気という時代の後押しもあって, 成績も上々であった. 多くの社員が転勤を嫌がった地方の営業へ赴くならば営業所長に抜擢すると言われ, その提案に応じ20歳代の営業所長となった. そもそも酒の宴が好きでその地域の顧客とも意気投合したことで, 営業所の業績は上がり表彰を受けた. 急激なバブル崩壊による景気後退によって, 会社の経営も厳しくなり大規模な人員整理が行われたが, その対象にならず同職の継続となった. その後の経営改革で会社は, 一旦業績を持ち直したが, 業績は上がらなかった. 特にネット販売の広がりは, 地方の営業所に打撃を与え, 次々と統廃合されることとなった. 5つの営業所が1つに統合され, 新しい営業所では5人のなかで一番下のポジションとなる副営業所補佐と格下げとなった.

　若くして所長となり, 営業で働き続けて業績を積んできたノウハウと言ってもそれは, 顧客との接待だけであり, さらに問題なことは事務作業がほと

んどできず，また会社のイントラシステムも上手く使えない状態であった．このため，何をするにも時間がかかり，そのうえにミスが多く，部下からもこれまでの業績を疑問視されるようになりストレスが高い状態で働いていた．数か月後から下痢や嘔吐，頭痛がひどくなり家族にも仕事が原因と指摘されたことから，同期の人事担当者に相談し，業務の軽減のために自ら降格を希望した．メンタルヘルス推進の啓発をしていた人事は，メンタル不調で休職となることを防ぐため，本人の希望通りに降格させ，その結果，職位を新卒5年目と同様とした．周りも詳しい事情はわからないものの，異例な人事異動であることからも，関わると自分にも何らかの影響が生じるのではないかという雰囲気が生じ，腫れ物扱いの面倒な人物という認識となった．ただ，そのような扱いをされることは，本人にとっても業務の関わりが抑えられることで，かえって楽ができることから，甘んじて5年が過ぎた．業界全体の急激な再編によって，会社は吸収されることになり一旦は全員が新会社に転籍となった．間もなく，経営陣はすべて刷新され，株主からの要望もあり，統合後全業務体制と評価制度の見直しが始まった．当然ながら，給与が高い割に業務量が少ない人物として業務改善命令を受けることになり，逐一指導を受けることになった．

　最初は必死に対応していたが，1か月後の振り返りでほぼすべての項目で不合格とされ，次の改善計画を伝えられていた会議で，泣き出し，オフィスのフロアにうつ伏せになって「お腹が痛い，お腹が痛い」と言ってまるでこどものように泣き続け，嘔吐した後に過呼吸を起こし気絶したため救急搬送された．

　高血圧症，脂質異常症，肝機能障害で治療中であったことからも，1日入院して精密検査を受けたが，内科的な問題で倒れたのではなく精神的な問題であると判断され，同じ医療機関の精神科を受診した．その結果「適応障害」と診断され，1か月間の療養を指示された．

(1) チェックポイント1

　「適応障害」はストレス関連障害の1つで，近年増えてきているメンタル障害です．精神科の臨床診断では，診断のトレンドといわれる問題があり，メディアで急激に認知されるようになった疾患の患者数が増える傾向にあり

ます.これは本人が"私の不調はこの病気のせいだったのだ"という気付きで受診する人が増えること,それを否定して納得させるより,そう診断することで安心してくれるのであれば,それも1つ治療の方法であると考える医師がいるからです.過去にはアスペルガー症候群の患者数が急増したのもこのような背景からです.近年の「適応障害」の増加は,芸能人が「適応障害」で休業したというメディアの情報発信に起因すると考えられます.そのため,診断基準に満たない拡大診断が多いことが問題となってきています.

「適応障害」の症状は,ストレスに直面または想起しているときに出現するため,逃避行動が強くみられます.逃避できない状態においては,その場に似つかわしくない言動が認められます.このケースでは,職場で55歳という年齢には不釣り合いなほど泣きじゃくり,床に突っ伏すなどという情動を示しています.これは退行(子ども返り)とみることもできます.救急搬送されるような状態は,診断基準にある「社会的,職業的,または他の重要な領域における機能の重大な障害」と判断されることから,本ケースは流行診

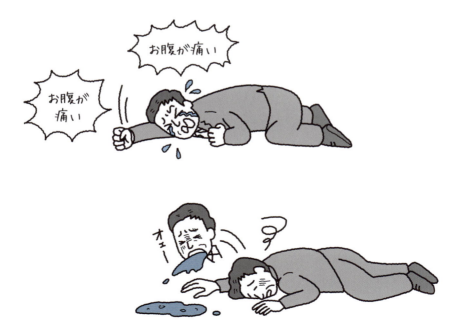

断ではなく，まさに「適応障害」の典型例です．

(2) チェックポイント2

治療中の高血圧症，脂質異常症，肝機能障害があり，泣き続けている際に腹痛を訴え，嘔吐したことから，精査のための入院となったようですが，内科疾患が原因で痛みが生じた際には痛いことを言葉にすることもできず，脂汗をかき，もだえます．こども言葉で「お腹が痛い」などとは言わないでしょう．また，本当に腹痛が存在すれば防御的な生理反応として，腹圧を軽減するために身体を丸め，横向きになりますが，うつ伏せになってそのままの状態ということだけでも，実際に痛みが存在する臓器の問題は否定されます．

ただ，この場面での言動は，演技でできるものではなく，身体症状症（身体表現性障害）の症状に類するものと考えられ，ストレス反応と捉えます．

(3) チェックポイント3

このケースは，「適応障害」に該当しますが，ストレスを生じさせたのは当事者の生き方（生きざま）に問題があるからです．社会が動くときに偶然波に乗って，自分の能力以上の評価をされたことに甘んじて努力しなかったこと，問題回避を自力でなくコネクションを使って達成し，その後冷ややかな目で見られても関知せず，適応努力や向上心も示さず漫然と生活してきたこと，40歳代前半から内科にてメタボリックシンドロームの治療を受けているなど生活習慣が継続して悪いことなど，若い頃からの生き方の問題が，シニアになって一気に表面化したということです．このような問題を自覚して反省し，行動を変容しなければ，休養して症状が回復して復職したとしても，少しの負荷がかかっただけでも，また同じような症状の再燃の繰り返しとなるだけです．

第3章

代表的なメンタル障害の実例とその対応

3

病的体験を有するメンタル障害

🗋 統合失調症の初発ケース

ケース情報 24歳，男性

性 格 大人しい，対人関係緊張が強く社交性は低い

症 状 迫害と被毒妄想による恐怖

既往歴 受診歴はない．雇入時健康診断結果で，るいそう，脂質異常症，肝機能障害が認められた

エピソード 幼少時から友達と遊ぶのは苦手で，家で一人遊びや読書ばかりしていた．思春期より対人関係で緊張することが顕著になり，顔面が赤面することを気にして話すときも相手の顔を見ないことがあるなど，周りからは少し変わっていると言われていたという．学業成績はよく，大学も高偏差値の有名校の文科系に進学した．大学での成績も悪くなかったが，自分の考えや意見を口に出して言うことが上手くできなかったため，ゼミでのディベートでふさぎ込むことが時折みられたという．就職活動でも成績は申し分ないが，面接でのおどおどした態度などが問題とされ，ほとんど内定はもらえず，結局希望した職種でない製造業の管理部門にゼミ担当教授の推薦で就職した．

オフィスでの事務仕事に就く前に，会社全体のことを学ぶ新卒者研修があり，入社直後から，半年（ライン作業を3か月間，現場での管理研修を3か月，合計半年）に及ぶ研修の予定が組まれ，工場近くの社員寮で生活することになった．

最初の3か月間は体力的に疲れているようであったが，単純作業を黙々と

こなしていた．ライン作業は会話するなどの人間関係も必要でなかったが，後半の研修では今後の実務に直結した管理研修であり，改善提案やプレゼンテーションの練習などが中心であったため，初日から緊張が強く，最初のディスカッションで自由な意見を求められたときに，声が上ずって言葉が全く出ず，議長に次は頑張って発言するようにと注意された．

翌々日各人が用意したプレゼンテーションシートを用いてのディスカッションがあった際も前回と同様に緊張していた．しかしながら緊張とは違った形相で歯を食いしばりながら脂汗をかいて話す姿を見て，研修部長から"そんなに緊張していたらこれから長い社会人生活もたないよ"と助言されると"すみませんでした．すみませんでした"と謝った．その直後の休憩時間にトイレに閉じこもっているところを同僚が心配して声をかけたが，だまって返答もしなかったというエピソードが確認された．その日から昼食も夕食も皆と取らず，必要最小限の行動以外は新卒の集団には入ってくることはなかった．

その1週間後，体調不良を理由に欠勤したため，研修部長が心配して寮に訪問したが，明日は必ず出勤しますとドア越しに返事をするだけで顔も見せなかった．その翌日は出勤したものの，身体を震わせて蒼白で無表情であるのを見た同僚が心配をして声をかけると"大丈夫です．すみません．迷惑かけませんから許してください"と答えた．その夜，自室にこもり，寮での食事も取らなかった．その翌日，連絡もなく無断で欠勤したために同僚が部屋に訪れたが，何か話声が聞こえるので室内にいるのは確かだが，呼びかけに返事がなく異常な状態であると報告を受けた研修部長と工場長が寮に駆けつけた．呼びかけに答えることはないが，本人が何かを話していることがわかり，異様で危険な状態と判断した研修部長が，マスターキーでドアを解錠して部屋に入ったが人影はなかった．声がクローゼットの中から聞こえ，隠れている本人を見つけたところ，"許してください！ 殺さないでください！"と泣きじゃくるばかりで，全く会話は成立しなかった．

膝を抱えて顔を隠して丸くなって動かない状態であり，あきらかに錯乱しているようで，メンタルな問題があることは間違いないが，どうするべきかと本社の健康保健室に相談したところ，急いで精神科を受診させるようにと

の指示があった．

4人がかりで自室から連れ出し，何とか車で近隣の総合病院の精神科を受診させた．診断の結果，絶えず"死ね""生かしておかん"という幻聴（幻声）があること，生活の一部始終を観察されているという注察妄想や，食事にも毒が入れられているという被毒妄想から数日前から食べたふりをしてすべて捨てていたということも判明した．身体状態も栄養失調と脱水があり，急激な発症で病識もないため入院治療することとなった．

(1) チェックポイント1

誰でも初めて経験する際には緊張を伴うことは自然なことですが，特に繊細な人は過緊張となりやすいものです．過緊張とは，俗にいう"ガチガチ"になる状態で，「肩の力を抜いて！」といわれるような状態を指しますが，これも異常な緊張とはいえません．このケースでの"緊張の度合い"を評価すると，研修の後半での最初の緊張場面の記述からは，過緊張では説明できない程度の過剰な反応を示していることがわかります．先に述べた過緊張となりやすい繊細な人が，人前で話しをする際に，話しがまとまらないことは

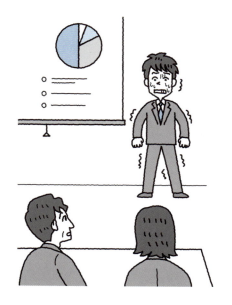
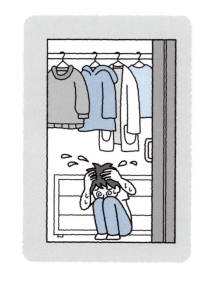

あっても，全く言葉が出ないということはありません．ですからこのケースでの緊張は，異常であると判断されます．また，2度目の緊張の場面では，緊張しながら何かを実行しようとすると，動悸などの心悸亢進があり，その反応として顔面が紅潮することはあっても蒼白になることはありません．また汗をかくにしても冷や汗がたらたらと流れることはあっても脂汗をかくことはあまりみられません．

このように，異常な緊張を観察した場合は，基盤に何らかのメンタル障害が潜んでいる可能性も考慮し，それ以上の負荷がかからないようにして，精神科・心療内科で精査を受けることを助言するようにします．

(2) チェックポイント2

研修部長の"そんなに緊張していたら長い社会人生活もたないよ"という助言は，当然の親心のような助言でハラスメントの要素もありませんが，相手が妄想を抱きやすいことを予め知っていたならそんな表現を用いなかったかもしれません．

観察すべきポイントは，この助言の後の反応です．大勢の前で緊張して，恥ずかしい目をしたのにも関わらず，"すみませんでした．すみませんでした"と謝り，怯える姿がみられています．このような反応は病的と考えるべきで，すでに被害妄想が存在している可能性があることがわかります．この後に様々な病的体験が発現していく初期段階での異変であると気付いておけば，入院は防げたことです．

(3) チェックポイント3

体調不良という理由を告げての欠勤であり，無断欠勤ではありませんが，その前日の出来事との関連性を考えれば，メンタル不調の予想が可能で，職場のラインケアの観点からは，この時点で表情や反応など顔を見られるよう直接会って，健康状態を確認するべきです．特にこのケースのような，社員寮という会社施設において，食事も摂取せずに自室に閉じこもっているという事実が確認できた時点でアクションを起こさなければ，管理監督責任上の安全配慮が欠けていると指摘されかねません．この状態に対し，ただ安静保持させて休ませただけの処置で事故が起きた場合の責任は重大となります．

第 3 章　代表的なメンタル障害の実例とその対応

(4) チェックポイント 4

　メンタル障害を疑って，精神科を受診させる判断は正しい対処ですが，その際の対応に 1 つだけ問題があります．それは，事を急ぐあまりに，"4 人がかりで自室から連れ出した"ことです．このケースは"殺される"という観念が著しい被害・迫害妄想がベースにありクローゼットに隠れていたのですから，大人が 4 人がかりで車に運び込むという行為は，症状の悪化や興奮を惹起させた可能性があります．不穏状態になって，妄想による恐怖感から窮鼠猫を噛むという言葉のように他害が生じた可能性もあるのです．

　対応としてはまずは慌てず，ゆっくりと話しながら，危害を加えることはないことを説明し，少しでもいいので落ち着かせてから同行するような姿勢で連れ出すことが勧められます．

妄想性障害のケース

ケース情報　57 歳，女性

性　格　内向的，強迫的，社交性が低い

症状（主訴）　夫が浮気をしていて辛い，隣人に監視されている

既往歴　受診歴はない

エピソード　高校卒業後，事務職に就いた．25 歳で現在の夫と職場結婚し退職して以来専業主婦として過ごす．こどもは男 1 人，女 1 人でともに結婚して独立し，50 歳からは夫と 2 人暮らし．

　3 年前から夫が，老後のための趣味として社交ダンスを始めた．その際に，本人にも一緒にやらないかと誘ったが興味がないといって断り，その後も何度か勧められたのだが全く興味を示さないのでそれ以後は声をかけられることはなくなった．

　それ以前の夫は休日といえば 1 日中家で怠惰に過ごしていたが，別人のように毎週意気揚々と社交ダンスに出かけていった．時折夫にそれほど楽しいものなのかと質問はしていたが，"やればわかる"という答えに対してそれ以上は何も聞くことはしなかった．

　翌年夫は定年を迎え，嘱託で週 3 日の勤務となったので，趣味の社交ダンスに費やす時間を増やしたところ，「どうしてそんなに家を空けるのか」と不

116

機嫌になることが増え始めた．ある日，ダンス教室の全員で競技会に参加したのだが，その日の帰りは遅くなるのを伝え忘れ，帰宅すると玄関に内鍵がかけられており，夫は家に入ることができず，外から電話をかけても返事がないため，何か事件が起きたのではないかと警察に通報した．警察官が駆けつけて，家全体を調査していると本人が家の中から現れた．

夫が事情を聴いても全く話さないため，警察官が詰問したところ"夫が浮気をしているからです"と答え，夫はそんな事実はないと言い返し口論となった．警察官は，そのような家庭内の問題で出動を要請されては困ると厳重注意をして，引き上げた．

翌日，再度理由を聞くと「ダンス教室に行くと言って嘘をついた」「女がいるに違いない」とだけ言い放ち，夫の話は聞かずに自室にこもってしまった．さらにその翌日，急に娘が戻ってきて，不貞行為があるというのは本当なのかと夫（父）を詰問した．事情を説明し全くそのようなことはないし，調べてもらっても構わないと弁明したことで，娘は納得した．その娘に「あなたは何も知らないだけ．毎晩私が眠るのを待って深夜に女に会いに行っているのよ！　私が知らないとでも思っているの！」と大声で捲し立てた．夫娘ともにこの異常な発言に驚き，落ち着いてよく考えて話すようにと言ったが全く取り合わなかった．

その話が終わるとそれほど取り乱さず，平静に会話し，夕飯を食べていくのかどうかなどと普通の日常会話をするため，娘は再度父の不貞を疑った．この疑いを払拭させるために夫は急遽社交ダンスに通うことをやめることにしたが，理由を説明せずに辞めたことから，社交ダンス教室のメンバーは体調不良などを心配し，次々と家を訪れた．

それをきっかけに日中でも道路に面している窓は開けず，カーテンを閉め切り，カーテンの隙間から外を観察するという奇行がみられるようになった．そのような奇行はあるものの，家に閉じこもるというわけではなく，買い物などには普通に出かけ，旧友と昼食をとりに外出するなど以前と変わらない行動は続いた．

親戚の法要のため，2人で出かけたときのこと，駅で誰かを見つけ，「やっぱり」と言った途端すさまじい形相となり，道中全く喋らなかった．法事で

会った親類には自然に話し，何も問題は感じられなく夫は困惑したという．そんな不可思議な行動が時折みられたが，生活に支障はなく，夫は自分だけが老後を楽しんでいることに当てつけた言動なのであろうと思っていたのだが，半年ほど経ったある日の早朝のこと，大声に驚いて飛び起きた．隣の家に向かって「もう監視するのは止めろ！　おまえ達がグルなのはわかっている！」と叫んでいる姿であった．慌てて制止したが，「連絡したのね．だからよ．隠したってカメラがあったのはお見通し！」といって寝室に鍵をかけて立て籠もった．娘と息子に連絡して呼び出し，事情を話したところ精神的な問題である可能性が高いという総意に至ったが，どうやって精神科に受診させたらよいのか全く見当がつかなかった．その数時間後，呼びかけたわけでもなく寝室から出てきて，平然と「どうしてみんな集まってるの」と自然に振る舞い，会話の内容は特に問題なく，思考にも異常が感じられることはなかった．興奮状態が治まらずに出てくることを想定していた家族には拍子抜けで，ますます何が何だか判らなくなり，インターネットで症状を照らし合わせたところ多重人格ではないかという結論に至ったが，治療は難しいという知見から精神科の受診をあきらめた．時折，奇行がみられ，家族のそれぞれに訴える断片的な話や言動をよく考えてみると，最初に訴えていた夫が浮

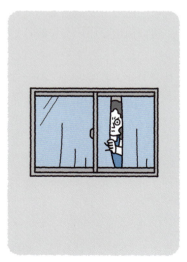
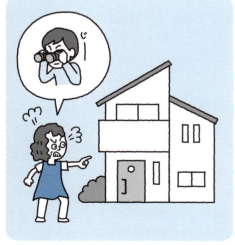

気をしているという妄想は今も続いており，その相手と仲間が監視しているということに反応を起こしていることがわかり，多重人格ではないかもしれないと考えるようになった．地域の広報紙の保健所の活動事業の紹介のなかに精神保健相談が実施されていることを知り，相談することとなった．

(1) チェックポイント1

このケースで症状として捉える言動は，夫に対しての「浮気の疑惑」に対する異常な行動です．警察が介入したエピソードは，多くはないもののいわゆる痴話喧嘩でみられる光景ですが，その後の誰かを察知したという言動やカーテンの隙間から監視されていることを警戒し，隣家に向けて大声を出すなどはまさに妄想が生じ，それに支配されていることを示すエピソードです．当事者は高齢になるまで，健康そのものであったことから，まず考慮されるのは認知症です．認知症のなかには，幻覚や妄想が生じるケースもありますから，その始まりの状態ではないかを検討します．認知症で病的体験を有する状態が，少なくとも半年以上継続する場合，その問題を除けば，問題なく普通に生活ができているということは絶対にありえません（半年経てば認知症は必ず進行します）．ではその他にどのような精神疾患が考えられるかを考察します．1年ほど前から妄想をうかがわせるような内容の発言があったことから，その頃に発病していたと考えれば，このケースでは1年もの間，この妄想以外には何ら精神症状は出現せず，かつ妄想の内容も限局して展開していません．1つの妄想以外は問題がなく，生活への支障はほぼなく悪化していないことが特徴といえます．

夫に対しての執拗な「浮気の疑惑」ですが，これは紛れもない嫉妬妄想です．これに関連した注察妄想様の行動もこの嫉妬妄想に関する症状です．

(2) チェックポイント2

妄想を有する代表的な疾患は統合失調症ですが，妄想が活発な状態を治療せずに放置していると次々と妄想は発展し，その妄想に支配された異常行動も次々と現れます．

客観的にもその行動は奇妙に映るため，生活に支障をきたすことや社会性を失うことになります．先にも述べたように，このケースをみてみると妄想は明らかでも，その内容は非常に限定され，妄想の対象や内容が広がること

はなく（＝悪化することはなく），そのことに関する思考は異常を極めていたとしても日常生活には全く影響を及ぼさないという特徴があります．これは妄想性障害（パラフレニー）という精神疾患です．

(3) チェックポイント3

　妄想性障害では，明確な妄想の対象者が存在します．このケースでは夫になりますが，精神的な苦痛があることがうかがえ，隣人に観察されているという言動がみられることからも，もしこの奇行に地域の住民が気付いていればコミュニティで暮らしにくくなるというリスクがあります．これ以上この妄想が持続して関係性が悪化して生活に影響が生じることがないようにするには，抗精神病薬による薬物療法が必要になります．ただ，妄想性障害は，本人が病識を獲得することはありませんし，病気を否認することもこの病気の特徴でもありますから，自ら治療を受けるということはありえません．

　そのため，受診できたとしても服薬に難色を示すことや拒薬されることも少なくありません．そこで，服薬に対しての抵抗をできる限り軽減するために，医療者（医師）が一方的にすべてを決めるのでなく，一部患者自身にも選択してもらい治療に参加してもらうという工夫をします．具体的には薬剤の剤型を選んでもらうにすぎないのですが，それでもこの方法を用いるほうが，患者の拒薬率は低減します．抗精神病薬には様々な剤型がありますが，散剤や細粒は何かを混ぜられているという猜疑心が生じるので拒絶します．錠剤も服用するごとに病気であるというイメージが生じるので不快であるという意見があります．これに対して，個別包装された液剤や口腔内崩壊錠などは"薬"というイメージがなく，これならば服用してもよいと言ってくれることが意外にも多いのです．

第 3 章
代表的なメンタル障害の実例とその対応

パーソナリティ障害

ボーダーラインパーソナリティ障害のケース

ケース情報 26歳，女性
性　　格 非常に内向的で，猜疑的．対人関係において敵味方の区別をする
症　　状 不安，抑うつ気分，高度な不眠
既 往 歴 受診歴はない
エピソード 母子家庭で育つ．実の父親は母親も誰かわからないという．生活保護受給家庭で育ち，母親はアルコール乱用と異性関係のトラブルが頻繁にあり，義務教育の間もまともに就学できなかった．中学卒業と同時に家出し，飲食業，風俗業などを転々として定職に就くことはなかった．21歳時に仕事先で知り合って同居していた男性のこどもを身ごもってからは，仕事を辞めて自宅で家事に従事していたが，こどもが2歳になったとき，急にその男性は家を飛び出し，そのまま連絡が取れなくなり，行方知れずとなった．生活する資金であった貯金も尽き，将来に悲観するようになり自暴自棄となって自殺を考えていたが，知り合いに制止され，生活保護を受給することとなり，また「うつ」の治療のため精神科に通院し始めたが，治療（薬物療法）を受けても全くよくならないといって，担当医師に攻撃的となったことから医療機関への立ち入りを拒絶された．その後は，治療は受けなかったが，何人かの友人の助けもあってこどもが4歳までは何とか上手く過ごせていた．ところが，その友人たちの好意に甘え，依存的な傾向にあった．回復のために何も努力しない姿勢に対して，呆れて疲弊した友人は，一人また一人

と彼女のもとを去っていった．全員に関係を断たれてから，誰も信用できないと言って，不安がひどくなるためそれを紛らわせるために飲酒し始め，日中からも飲酒し，次第に量も増えていった．泥酔しては警察に保護され，育児に対するネグレクトなどの問題行動が出現したため，生活保護の担当ケースワーカーが児童相談所と連携を取り，一時的にこどもを保護した．こどもと暮らしたいと本人が希望するため，それには適切な治療と生活リズムを改善するために精神科での治療を受ける必要があると説明するとその条件を受け入れ，公立病院の精神科を受診したが，アルコール依存症の疑いがあり，専門医療機関での入院治療を勧められた．

(1) チェックポイント1

パーソナリティ障害のなかでも，ボーダーラインパーソナリティ障害では第2章　5．パーソナリティ障害（p.55）でも説明しましたように，感情のコントロールができず，いつも不安定であり，その場にふさわしくない言動がみられます．このケースでは，性格的な特徴にもあるように，対人関係では接する人の分類が，敵または味方であって受け入れる人とそうでない人の2種類に分けてしまいます．受け入れた人との関係は依存的で距離を近づけすぎることから，相手はそれに耐えられずに離れていきますが，適切な距離

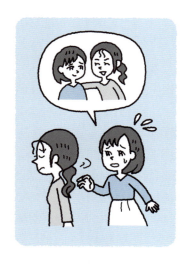
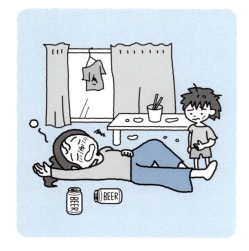

の観念や相手の気持ちを全く洞察できないため，見捨てられ不安が生じます．そして一緒に寄り添ってくれる人は味方，そうでない人は敵という分け方になっていくのです．

そもそも，ボーダーラインパーソナリティ障害が対人関係依存を生じやすい素地は，養育環境によって作られています．このケースでは，母親も同様にボーダーラインパーソナリティ障害であったと考えられます（実際にパーソナリティ障害の研究では，ボーダーラインパーソナリティ障害が第1度近親者，つまり親の世代にいる場合，ボーダーラインパーソナリティ障害発症のリスクは，一般集団に比べて発症可能性が5倍高いという結果が出ていることからも，発症リスクは非常に高いケースであったといえます）．

(2) チェックポイント2

ボーダーラインパーソナリティ障害の当事者は，自分が現在置かれている状況（自分が引き起こしている問題）は，不遇な人生を強いられてきたからであると情感をもって伝えてきます．実際に問題をもった親が原因で，発症するリスクは高いのですが，問題を起こす親を反面教師として捉え，聖人君子のような振る舞いをする大人に成長するケースもあります．それにも関わらずボーダーラインパーソナリティ障害のケースは，回避のしようがない環境で育ったのだから，自分に責任はなく，逆に被害者であることを強調し，何事にも上手く対処できない（問題を起こす）理由を，そこに帰結させるため，生育環境の不遇を赤裸々に語って，周りを巻き込もうとするのです．多くの人は，最初のうちは共感してサポートするのですが，このケースのようにボーダーラインパーソナリティ障害では，対人関係において距離を取ることができないため，非常に近い距離で接します．これが異性であると関係は複雑となってしまうことが多く，依存度が増していくことに耐えかねて離れていきます．この状態を当事者は"見捨てられ"と認識し，その不安で感情がコントロールできなくなり，またトラブルを起こすという行動パターンの繰り返しがみられます．ボーダーラインパーソナリティ障害では，このような「人の情」が問題を悪化させていくと考えられるため，支援する際には自分の支援行動に対して，必要以上の同情によって心理的距離が近づきすぎていないかをいつも客観視する必要があります．

123

第3章　代表的なメンタル障害の実例とその対応

(3) チェックポイント3

　ボーダーラインパーソナリティ障害では，心理的距離を適切に保っている人を自分のペースに巻き込むための方法として，自暴自棄な行動や死にたい気分であるということをほのめかして動揺させようとします．トレーニングを受けていない人は，そのような言動に直面すると，もし自分の対応によって自殺などされたら困るという心理が働き，結果として無理な要求や不適切な関係性を続けてしまうようになります．問題行動の派手さも，人の心理反応として注意を引かせて関心をもたせるためです．ただ，これらの言動はボーダーラインパーソナリティ障害の当事者が意図して行っているのではありません．言葉もわからない頃から見てきた（経験してきた）親の行動が刷り込まれたことにより，自然に条件と反応という形で行動に反映されるのです．言動の問題点を抽出して，その好ましくない理由を説明して改善を促すのですが，本人は意図していないことや問題のある言動が発現しているときには，情動が著しく変動しているため何をしたか正確に記憶していないこともあり，理解を得られないことがほとんどです．このためボーダーラインパーソナリティ障害の当事者には，これほど問題が続くのは自分にも何かしらの原因があるのでないかという自覚が生じないのです．

(4) チェックポイント4

　こどもをもつボーダーラインパーソナリティ障害ケースは，こどもの人格は無視します．それは自分がそのような扱われ方をしたからです．このケースでもネグレクトがみられた背景は，こどもの人格を無視した結果です．しかしながら，こどもが保護されると一緒に暮らしたいと言い出します．こどもはほかの人と違って自分から離れていかない唯一の存在で，それは1つの不安を解消する要素であるため，分離させられると不安が一気に生じるのです．こどもを返して欲しいと必死に懇願する姿から，こどもを大切に思う気持ちがあった（芽生えた）と判断して，ボーダーラインパーソナリティ障害である親の元に戻すことが少なくありませんが，その後巻き込まれる異性が出現すると，不必要な存在に戻されてしまいます．こどもを育児放置して死亡させる事件の背景にはこのような問題（理由）が存在することが多いのです．児童相談所の介入でこどもを保護した後，ボーダーラインパーソナリ

124

ティ障害の親に返しても問題ない状態（条件）は，医療機関で専門治療を受けて回復が認められ，日常的に健康な生活が送れるようになり，さらに余裕ができるようになることです．

🗇 自己愛性パーソナリティ障害のケース

ケース情報	24 歳，女性
性　格	自己主張が強い，取り入るのが得意
症　状	情緒不安定，職場内人間関係の問題，無断欠勤
既往歴	受診歴はない
エピソード	資産家の家庭で育ち，地元の有名中高一貫校を卒業．東京の

大学に推薦で入学したのを機に単身生活を開始．大学も休みがちで，留年はしなかったものの成績は卒業がかろうじてできるほどであった．そのため就職も実力では希望通りの企業には入社は難しかったが，父親の口利きにより上場企業への入社が実現した．

　入社後すぐに営業職に配属が決まり，客先への上司との随行の見習いなどの評価は問題なく，社交性が悪くないことや，身なりや容姿の良さもあって，顧客からもよい評価を受けた．半年は上司や先輩との共同の業務であったことから，営業成績は本人の実力とはいえないものの，新卒同期との差はなかった．入社半年後から 1 人での営業業務を課せられることになり，数か月は問題なく過ごしたが，あるときクレーム問題が発生した．その対応は，マニュアル通りに対応すれば上手く処理できたはずだが，それに従わずに独自の対応をしてかえって問題を複雑にさせたことで，顧客から叱責された．その際に客先で過呼吸発作を起こして倒れ，救急搬送された．連絡を受けた上司が医療機関に駆けつけて事情を聞くと，顧客から執拗なまでの叱責を受けて気が動転してしまい倒れたと説明した．

　上司は顧客に，救急対応の謝辞と新人の対応不足に対しての謝罪はしたものの，部下が倒れるほどの叱責はカスタマーハラスメントに相当する旨を顧客担当者に伝えた．

　そのようなフォローによってトラブルは片付いた．その上司の親切なサポートに報い，その後 2 年間は多少負荷が高い状態でも不調となることな

く，就業していた．

入社3年目の夏に上司が異動になり新しい上司の下で仕事をすることになった．前上司の手厚いフォローがなくなったことから，それまでの業務や負荷とは何ら変わらぬ状態であったにも関わらず，成績は低下し，顧客からの催促や苦情が寄せられるようになった．ある日，オフィス内で事務処理中に，突然泣き出し，理由も言わずにそのまま退社し，以後連絡もなく欠勤が3日間続いた．

安否確認のために，上司と人事担当者が住居を訪ねるが，不在のため実家に連絡を取ったところ父親が応対し，所在の確認はできた．しかしながら，現状は無断欠勤であるため，事情を説明してほしいと父親に話すと"大学時代から，ストレスで過呼吸の発作を起こすことはあったが，ここまでひどい状態になったことはない．娘は会社の環境が急に変わって，ひどい仕打ちを受けたと言っている．精神的なダメージがあるのでしばらく休養させる"と一方的に話を終えてしまった．

当事者の父親と懇意な関係にあり当事者の採用を指示した役員に，その件について父親から抗議が寄せられた．役員も困惑し，事態が把握できないということで，当事者の上司と担当人事とで緊急ミーティングが開催され，今

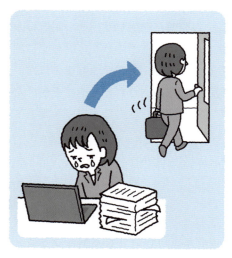
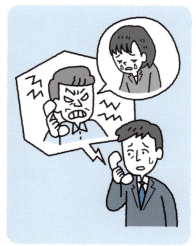

後どのように対応するかが協議された.

(1) チェックポイント1

そもそも公平性に欠ける入社採用の問題が根本の原因です. このような実力による採用でない場合には, 職場に"適合"していない人材である可能性が高いので, 最初からリスクがあったということを関係者が教訓にする必要があります. また, 今回のことが一旦解決しても, 今後も同様な問題が起きるリスクが多分にあることを考慮した対応を検討する必要があります.

(2) チェックポイント2

このケースでピックアップする言動は3つあります.

①根拠のない自信から自己判断で行動する（マニュアル通りに実行しない）
②事実を自分の都合の良い内容に歪曲して訴える
③関心のない課題に対して逃避する〔無断（無連絡）欠勤など〕

の3点です. 特に②の言動は, 自分に非がない内容に事実を曲げて伝えていますが, 当事者のなかでは"話を作った"という自覚はなく, 実際にそうであったと理解（記憶）しているので, その場の客観的な記録（録音や録画）を提示されたとしても訂正することはないのです. これこそが, 自己愛が強いことの現れです.

(3) チェックポイント3

職場で問題となるパーソナリティ障害では, 以前からメンタル不調でなくても何らかの症状があること, 負荷や環境変化に耐性がなく, 些細なことで反応を起こしやすいことが入社後に判明するということが往々にして認められます. このケースでは (1) チェックポイント1 でも指摘しましたが, 厳密には不正な入社であったことから, 防ぎようがありませんが, 採用においては聴取する情報にこのような既往がないかを質問し, そのときにどのような対応したかを聞き, その対応の内容によって選考する必要があります. これは社内で問題を起こすリスクがある人物の採用を回避するために行います（誤解がないよう追記しますが, メンタル不調がある人材を排除するために

第3章　代表的なメンタル障害の実例とその対応

行うのではありません）．

(4) チェックポイント4

　父親から「会社の環境が急に変わって，ひどい仕打ちを受けた」と娘が話しているという抗議がありましたが，当事者がストレスと感じた急激な環境変化とは，最初のエピソードでの問題がある（過保護な）対応をした上司から，普通の上司に代わったことを指しています．

　前上司は，当事者に能力がないことや歪曲して物事を捉える問題思考があることを理解できていなかったかは明確ではありませんが，このケースでは経験が浅い社会人の育成において，習得すべき仕事で躓いたときに，自分で問題解決をさせるのでなく，過剰な手助けをしています．これが重大な問題です．部下の世話をする程度を超えた手助けをすることは，部下の成長を妨げるだけでなく，組織においては，標準的で正しい管理監督を実行している管理職が，相対的に部下にケアをしていないかのような誤認が生じて誤った評価をされてしまい，組織運営と構造に歪みを生じさせる原因にもなるのです．

(5) チェックポイント5

　最近は社会人になって職場でのトラブルに親が介入してくることが増えてきています．教育機関で問題となるモンスターペアレントと同じです．モンスターペアレントの言動は，自己愛が強く，無責任または責任転嫁の思考が刷り込まれたこどもを作りだします．このケースでは，そもそも縁故による不正入社であることや，無断欠勤をしたことに対して，俗にいう“逆ギレ”をしてくる親の存在からも自己愛性パーソナリティ障害のこどもが容易に作りだされる条件がそろっていたといえます．

　職場でのボーダーラインパーソナリティ障害と自己愛性パーソナリティ障害に共通する行動として，社会人としての最低限のマナーやルールを守らないことと，その問題を指摘されると，自己の正当性を強く抗議する行動が認められます．今回のケースでは，無断欠勤というルール違反（就業規則違反）がみられますが，いかなる理由があろうと無断欠勤したことについては厳重注意することが必要です．出勤できない事由が，事故で意識不明となって入院しているなどの特殊な事情がない限り，一般的な健康問題で2日以上連絡できないことはありません．最近では，直後に連絡できないことがあっても，

128

その日中に正当な理由を証明できなかった場合は，厳しい処分が下る旨を就業規則を定めて明記している企業が増えています．

なお，このケースでは，3日も連絡がなかった＝3日もアクションを起こさなかった職場側の対応は，大きな問題です．本来は，緊急連絡先であると考えられる家族に連絡を取り，家族に安否を確認させるべきです．会社の関係者が自宅まで訪ねることは，このアクションの後の行動でプライバシーの問題への配慮も欠けています．また本ケースでは，その親も無断欠勤であったことを指摘されても，そのことに対して，問題意識がない点で一般常識が通用しないことが明確となっています．

(6) チェックポイント6

父親から一方的に"不調なので休養させる"との連絡がありましたが，不調で長期に休養をする場合には，療養が必要な健康状態である内容が附された医学的証明として医師の診断書や意見書がなければ，無断欠勤と同じ扱いとなる旨を伝えます．

メンタル障害によっては，病識がなく医療機関を受診するのを拒絶し，出勤も拒否するケースもありますから，その際には安全配慮と従業員の健康管理の一貫として「受診命令」を発する対応をします．

(7) チェックポイント7

このケースは，攻撃性や自傷行為などの派手な症状はみられませんが，能力以上の立ち位置を保持するための周りの動かし方やサポートを引き出す能力だけは長けていること，不安や感情の不安定さを平気で表出してしまうこと，自分には非がなく問題はほかにあるという責任転嫁の姿勢，職場放棄という逃避行動，これらから典型的な自己愛性パーソナリティ障害ケースであるといえます．

第3章

代表的なメンタル障害の実例とその対応

様々な依存症（コントロール障害）

アルコール依存症ケース

ケース情報 45歳，男性

性　　格 内向的．非常に真面目で責任感が強い

症　　状 高度な不眠と抑うつ気分

既 往 歴 受診歴はない．健康診断結果で，るいそう，脂質異常症，肝機能障害が認められていた

エピソード 父親が入退院を繰り返し，40歳代後半で就労ができなくなり，母親がパートタイムで働くことで得た賃金で家族の生活を支えた．家族は経済的に貧困であり，義務教育を終えると家を出て就職した．就職した職場は製造業で，就労しながら自力で夜間定時制工業高校を卒業し，様々な資格も取得した．元来の性格は，真面目で仕事熱心であったために職場でも尊敬され，上司からの信頼も厚かったことから昇格し，工員からライン長となり，管理者に抜擢され現職に就いて3年目である．内向的な性格から，部下の指導が上手くできず，部下の失敗やできていない仕事を自ら修正するなどして仕事量が増加することが常態化していた．そのため残業が増えたことを自己管理ができていないと上司に指摘され，またほかの管理者が上手く部下を使い，要領良く仕事をしている姿を見ていて，悩み，ストレスを感じるようになった．疲労困憊の状態で部下の代わりに作業を行っていたところ，不注意で工具を破損させ叱責された．その夜から熟睡できなくなり，職場で工具を扱う作業に恐怖心をもつようになった．幼少時から父親が何かと愚痴って飲酒して身体を壊したのを見て育ったため，嫌悪感からそれまでは機会飲

酒しかしなかったが，不眠を解消するために寝酒を試みた．嫌悪感を抱いていたアルコールが睡眠をよくしてくれたという皮肉な結果であったが，"眠れる"ということは疲労を緩和することであるという感覚を得てしまった結果，寝酒の習慣が始まった．

　最初は少量だった飲酒量が次第に増え始め，寝酒だけでなく晩酌も始まり，疲れを取るためという理由で休日には日中も飲酒して，泥酔して寝るという習慣となっていった．

　その年の健康診断から，脂質異常症と肝機能障害を指摘されるようになったが，身体は痩せていてメタボリックシンドロームに該当しなかったこともあり，保健指導対象とならなかった．このため健診結果の異常は，飲酒が原因という自覚はなく飲酒習慣は続いた．

　ストレスの有無や不眠に関係なく，徐々に酒量は増え，半月前頃から朝目覚めると抑うつ気分が出現し始めるようになり，この症状をうつ病かもしれないと思い，自ら心療内科を受診した．飲酒習慣の実態については話さず，職場のストレス，うつの症状，不眠のことだけを伝えると医師は，「うつ」の始まりと判断し，抗うつ薬と睡眠導入剤を処方し治療が開始された．最初は薬物療法の効き目も感じたが，問題はアルコールであるためしばらくすると病状は当然の如く不安定となった．睡眠導入剤の量も増え，アルコールと治療薬により朝起きられなくなるようになり，遅刻するなどの支障が生じ始めた．その後，社内で午前中から酒臭がする状態に気付いた社員が上長に知らせ，上長が事情を聞くため面接したところ，現在"うつ"の治療中であり，薬が合わないので調整中であると説明した．上司はこれを受けて"薬の調整が終わるまでゆっくりと休んだほうがよいのでは"と助言したが，これ以上迷惑はかけられないので就業しながら治療したいという本人の意志を尊重して，就労継続を許可した．

　それから数週間後，部下と作業場で工程を見直し中に，急に意識を失って倒れ，けいれん発作を起こしたために救急搬送された．救命救急センターで応急処置を受けたが，最近の治療状況や血液検査結果からアルコール依存症の離脱症状と診断された．

経　過　アルコール依存症専門の医療施設へ移送され，1か月間の入

院加療後，連日の外来通院にてアルコール依存症回復プログラムが実施された．内容は疾病・心理教育や集団精神療法と，また自助グループへの参加による心理療法と身体的治療として肝庇護剤による薬物療法であった．精神症状のうち抑うつ気分と不眠の症状は離脱症状であったため，入院後数日で消失したことから向精神薬による薬物療法は中止となった．

しかしながら，アルコール依存症に対しての否認が強く，医療機関内での治療プログラムはしぶしぶ受け入れたものの，自助グループへの参加は拒絶した．担当医師からは，就労は可能な健康状態に戻っていると言われたので職場復帰する旨を通知してきたため，職場の担当人事は就労可能な旨が記された診断書の提出を求めた．そのコミュニケーションの後に連絡が途絶えたため，1週間後に上司が医療機関に連絡したところ，この2週間通院していないと告げられたため，担当人事とともに自宅を訪問した．通院を中断した日から再飲酒し，現在連続飲酒の状態で著しい体重減少と失禁が認められ，先の医療機関に相談したところ再度入院となった．再度専門医療機関で治療を受け，1人で完全に断酒することは困難であることや疾病の性質と回復例を学んだ結果，自ら自助グループへ参加するようになった．担当医師からも

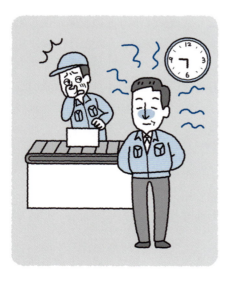
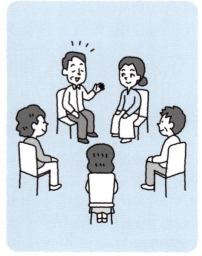

復職可能な健康状態に回復している内容が記された診断書が発行されたが，診断書には疾病の性質上再発を防止するために，通院と自助グループへの参加のための就労配慮が必要と附記があった．

(1) チェックポイント1

　一般的なアルコール依存症者のイメージは，若い頃から大酒飲みで飲酒が原因の失敗（遅刻・欠勤，仕事のミスなど）がある人物が，中年になって発症したところ，「あの人はアルコール依存症になると思った」というイメージです．このケースでは，飲酒習慣が確立したのも中年以降，しかも公の場で飲酒することはほとんどないため，周りも今回のアルコール問題が生じるまで，飲酒することさえ知らなかったという背景があります．

　近年は，このようなアルコール依存症ケースが増えていて，現代型アルコール依存症の典型といってもよいケースです．リモートワーク中心の仕事が多く，仕事とプライベートの時間の区別が付かなくなると，プライベートな時間まで仕事をしてしまう反面，アルコール依存症発症のリスクの高い人にとっては，仕事時間帯の昼食や間食に飲酒することができてしまうことで発症を助長させるリスクがあるということを管理監督者は知っておく必要があります．特に精細で緊張が高い作業を行う職場では，様々な依存症が今後増える可能性の高いことが予測されます．このような職種に限らず，ストレスが高い状態を放置することは，依存症発症のリスクを高めるため，該当する人は，普段からストレスコーピングを行う予防対策が必要です．

(2) チェックポイント2

　性格とアルコール依存症の直接的な因果関係は示されていませんが，最近のアルコール依存症者の性格傾向を分析すると非常に高い確率で，真面目，責任感が強すぎる，融通が利かない，特に1人で悩みを抱え込むという性格をもっていることがわかります．また，余暇の過ごし方にも特徴があり，休日はアクティブに活動せず疲れないようにじっとしています．またこれといった趣味がないことも特徴です．近年はプライベートな部分に関する話題は個人情報と関わることもあるため普段の何げないコミュニケーションでも話題にしない傾向にありますが，余暇にリフレッシュできているかを確かめることはラインケアの健康管理の一環として必要な行為と考えられるため休

第3章　代表的なメンタル障害の実例とその対応

日の過ごし方が健康的であるか否かは把握する必要があるでしょう．

(3) チェックポイント3

　依存症はコントロール障害ですからワーカホリックにもなりやすいのです．さらに普段から相談する習性がないビジネススタイルがみられるタイプでは，仕事を抱え込んでしまう傾向があります．それを客観的に見抜くのは困難ですが，抱え込みによってその人の処理能力を超えると必ず長時間労働という形になって現れます．ある特定の従業員だけの残業時間が突出して多い場合や，それほど仕事が忙しくない時期に残業が多い人などは要注意です．仕事の抱え込みによるストレスでパフォーマンスが下がった結果，本来高負荷でもない業務に時間がかかっていることも少なくありません．このような状態を見過ごすことなく，このタイミングで介入しなければ，メンタル障害へと移行してしまうのです．これは予防対策実施の重要なチェックポイントです（ただし残業時間を正確に入力させることと把握できるシステムの整備が整っていることは当然の前提です）．

(4) チェックポイント4

　「治療中である」という申告の真偽の確認は，健康管理上必須です．アルコール依存症は発症するとその程度に差はあれ離脱症状の「うつ」や「不眠」といった精神症状が生じます．これらの症状については，生活に支障が生じるため治さなければならないという自覚が生じることが多く，半数以上が精神科を受診し薬物療法を受けます．ところが当事者はこのケースと同様に，そのほとんどが，不眠症やうつ関連の診断で抗うつ薬や睡眠薬の投薬を受けているのです（困ったことに，症状が一向に回復しないにも関わらず，何も疑問ももたずに投薬を続ける精神科医がいるのです．この原因は，"アルコール依存症者は常に酒臭がする"という古い考えの精神科医が少なくないからです）．

　その不調は職場でも顕著になりメンタル不調が疑われますが，すでに治療中であると申告されるとそれ以上精査を求めないことがほとんどです．このケースでも治療中と聞いたのでそれ以上は介入しなかったことが，後々の大きな問題発展につながっています．

　担当医師は職場での状態を知る由もないでしょうし，職場は健康診断結果

134

などの重要な情報を有していることと安全配慮義務上からも，担当医師に情報提供を行い，治療状況を尋ねる必要があります．当然のことですが当事者の同意は必須となりますからその旨を説明しますが，拒否される場合もあります．そのようなときには安全配慮を優先して，担当医師に就労が可能であることを診断書等で証明してもらうよう指示します．そうすれば，診察の場で職場で何があったと本人に尋ねられるはずですから，担当医が患者背景の全貌を把握するきっかけとなります．この一連の作業は，産業保健スタッフや産業医がいる職場であれば，医療職に任せてもよいでしょう．

(5) チェックポイント5

第2章　6．依存症（コントロール障害）(p.71) でも説明しましたが，依存症は疾病の性質上「完治」はなく，依存対象の行為が止められている「寛解」しかありません．この寛解状態を長期に実現させる方法は，自助グループへの参加です．つまり健康状態の継続には，医療機関ではなく自助グループへの参加＝ピアカウンセリングの継続しかないのです．依存症治療専門施設を謳っていて自助グループへの参加を指導しないはずはありませんから，このケースのように就労可能な状態の継続のためにも職場がその参加を支援する配慮が診断書に附記されたのです．そのサポートの実際ですが，自助グループミーティングは，平日は仕事を終えた時間から開催されることが多い（土日祝日は，朝から飲酒することを防ぐ意味で午前中から昼間に開催されていることが多い）ので，その定例日には残業をさせない配慮と自助グループへ参加しているかどうかをチェックすることが職場ができる配慮と支援となります（様々な自助グループがありますがほとんどのグループミーティングでは参加したことを証明するスタンプを押印していますからそれを確認することで参加の有無をチェックできます）．

参考：このケースの場合は父親もアルコール依存症であったと考えられます．アルコール依存症は疾病への否認が特徴です．強い疾病に対しての否認を生んだのは，幼少時の辛い体験から父親と同じであることへの拒絶感があったためと考えられます．
　また，性格や社会的行動からアダルトチャイルド（adult child：AC）であることが懸念され，アルコール依存症のみならず AC 的な思考があることを留意して助言介入することも必要です．

第3章　代表的なメンタル障害の実例とその対応

ギャンブル依存症（病的賭博）ケース

ケース情報　35歳，男性

性　格　物静かで内向的．普段は大人しいが衝動的な面がある

症　状　なし

既往歴　なし

問　題　無断（無連絡）欠勤，頻回の遅刻

エピソード　大学時代に友人に誘われてパチンコに行くようになり，次第に1人で暇つぶしと言ってパチンコに行くことが習慣化する．大学卒業後，会社員となり営業職に配属されるがコミュニケーションが苦手であったため，仕事に対してストレスを感じ，意欲はなくネガティブな発言が多くみられた．休日は仕事のストレス解消のためにパチンコか競馬で1日を過ごしていた．

　営業職も10年を過ぎたが功績もなく，後輩が昇進するなか上司から起死回生せよと，大きな仕事を任された．そこで顧客に損害を与えるような事態が発生したことの責任を取らされ，複数の関係者から叱責を受けたことを機に無断欠勤してしまった．

　上司が調査した結果，本人が問題を起こしたのではなくトラブルに巻き込まれたという状況であったことから，不必要な叱責はストレスであっただろうという理解から無断欠勤について咎めず，容赦した．この事件からこれまで担当していた営業先でもコミュニケーションできなくなり，毎日が高ストレス状態となっていった．休日は疲れていても仕事のことで頭がいっぱいになるため，朝も早くからすべてを排除するためにとパチンコに興じるようになった．しばらくすると，休日だけではなく営業で外回りをする就業時間内にもパチンコをするようになり，給料のほとんどをつぎ込むようになった．そのため，預金もギャンブルの資金に消え，ついには家賃を滞納したために退去させられ実家に戻ることとなった（両親にはそのいきさつを伝えず，仕事が忙しくなり身の回りのことができないのでと偽った）．その後しばらくは，ギャンブルは止まっていたが，年末年始の休暇の際に再度パチンコ通いが始まり，仕事が始まると以前のペースに増してパチンコをするようになった．

数か月後には給料日から数日で給料の全額をギャンブルにつぎ込み生活に支障をきたすようになった．出張旅費の立て替えをするにも全く手持ちがなく，消費者金融で借金をしてその場をやり過ごした．一度借りると借金に抵抗がなくなり，ギャンブルの資金のために半年で借金の額は200万円近くになった．その時点で返済ができなくなったことを両親に打ち明けたところ，利子が膨らむことはさらに苦境となると判断した父親がこの借金を肩代わりした．それから2年ほどは一切ギャンブルはせず，問題なく過ごしていたが，友人の誘いでついて行った競馬をきっかけに，またパチンコが始まった．仕事中にパチンコをしていることが職場に知られることとなり，それについて問い詰められた翌日，失踪してしまった．数日後に自宅に戻ったが，失踪していた間に親が調べた結果，数社の消費者金融から借金があることがわかり，その総額は500万円に上った．両親が消費者相談窓口に相談した際，担当者からギャンブル依存症という病気ではないかと指摘され，ギャンブル依存症についてインターネット等で情報を収集し，保健所の精神保健相談に相談した．

(1) チェックポイント1

　アルコール依存症とギャンブル依存症は疾病病理からすると"病気の根っ子"は同じで，コントロール障害です．ただアルコール依存症とギャンブル依存症の決定的な違いは，前者は治療をせずに放置すると心身ともにアルコール（エタノール）という化学物質が及ぼす影響があるため，客観的にわ

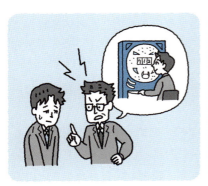
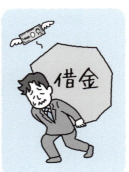
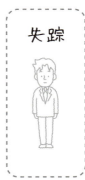

かる症状があり，周りからも捉えやすい病気なのですが，後者の問題である借金は，客観的にわからないため社会的な逸脱行為（失踪など）が生じるなどの問題行為が生じて初めて周りが何か病気かもしれないと気付くという捉え難い病気であるということです．

(2) チェックポイント2

このケースでも尻拭い行為という典型的な共依存問題があります．親なら誰しもこどもの窮地に手を差し伸べないではいられず，息子が借金して，どんどん利子が膨らむことを考えれば，肩代わりして一度に払ったほうがよいと考えるのも至極当然です．ところが，ギャンブル依存症ではコントロールが障害されていますから，尻拭いの行為によって安心を与えることは，"助かった．もう止めよう"ではなく，"まだいける""もう少しは大丈夫"などと思わせることになり，コントロール障害に拍車をかける結果となるのです．経済的，社会的損失から救ったはずの行為が，病気を存続させる助けになってしまうのです．

第三者が回復を手助けできることは，債務を整理する方法があることを助言することだけで，債務整理の手続き自体も当事者に行わせることが必要です（これは，依存行為によってどれだけの問題が生じたかを自覚させることになるからです）．また返済についても一度に返済するほうが利子は少なくて済むため，借金を肩代わりして，親に定期的に返済してもらうという考え方もありますが，金融機関に返済するのでなければ返済が滞ることへの問題意識が薄れます．毎月の返済が"自分がギャンブル依存症である"ということを忘れさせないためにも重要なのです．ギャンブル依存症であるという意識の忘却を抑止し，長い期間かけてでも自力で借金を返したという結果は，寛解の継続につながります．

(3) チェックポイント3

一度借金をした人に対して，関係者は金銭の管理・監督をしなければ，またギャンブルにお金を使ってしまって，同じことの繰り返しになると考えるのが自然です．しかしながら，この借金はギャンブル依存症が引き起こした借金です．ギャンブル依存症者はストレスに対する脆弱性があり，発症後はストレスが生じると容易に再発を誘発します．管理や監督されることは常に

5. 様々な依存症（コントロール障害）

信用されていないというストレスを生じさせ，衝動性を助長させる再発のリスクとなりかねないのです．放任でなく，見守りに徹するというのは非常に難しいことですが，厳しい管理・監督はしないということがサポートの肝となります．

(4) チェックポイント4

　このケースでは，ギャンブル依存症の問題が表面化する以前の経過のなかで，ストレスがかかると仕事を無断で休んだという記述があります．そして，最終的には職場放棄だけでなく借金を残して失踪するという行為に至っています．これはストレスを解消する手段をもたないことと，その原因を解決するということより逃避するという行為を選択する脳の癖があることを示します．ギャンブル依存症者の多くにこのような脳の癖が認められます．たとえギャンブル行為が止まったとしても，この悪い癖を改善しなければ，真の回復に至ることはありません．最初の無断欠勤（無連絡欠勤）を情状酌量としたことは非常に問題です．近年，職場に不満があることを無断欠勤（無連絡欠勤）という形で抗議するというような問題者が増えていますが，社会規範を逸脱する行為はどんな理由があろうと許されないことを戒める必要があります．

(5) チェックポイント5

　第2章　6. 依存症（コントロール障害）（p.71）でも説明しましたが，共依存についてもう一度以下にまとめておきます．

　様々な依存症は，依存が形成される以前から必ず何らか（社会的，身体的，精神的など）の問題があったはずです．その問題を"痛い目（不利益）"と感じれば，同じ問題を再度起こすことに対して抑止力が働くのですが，依存形成に至ったということは，それを「痛い目」と感じさせないような手助けの事実があったということです．

　また，依存症が発症して心身の状態や社会的な問題が悪化していくと，その時々の対応や援助に追われ，如何に現状を維持するかということに心血が注がれることで巻き込まれます．これが関係者の「共依存」の始まりです．共依存者は改善や回復の助けをするよりも，置かれている現状を何とかすることのみに注力してしまいます．自分の援助方法が異常であることに気付か

なくなり，ついには正常（健康）が何であるかがわからなくなる状況が生まれます．依存症は人の情をエネルギーに変えることで，さらに悪化していく疾病ということを意識し，支援と考えている行動が逆に依存症の回復を妨げることになっていないかを常にチェックすることで共依存関係は防止できます．

関連知識

◎ 習慣が原因による病気の啓発をいつ行うべきか？

　依存症といえば，その代表はアルコール依存症ですが，アルコール依存症者の多くは，未成年の頃から飲酒しています．未成年から飲酒している人たちに，成人してから飲酒の適正な知識を啓発したところで効果が得られるはずはありません．

　法的に未成年者飲酒禁止法という法律があり，罰則も規定されていますが，それで罰せられるのは飲酒運転と絡んだ事件だけといっても過言ではなく，実質的には飲酒問題は社会の良識に任されるという状態です．日本の有識者といわれる人たちにはいまだに，未成年者の喫煙と飲酒は非行の温床であるから禁止するという考え方しかなく，潜在的な依存症を予防するためにも必要だという考え方は全くないのです．

　先進国の多くは，アルコール依存症が与える公私の社会損失の大きさは莫大で，ただ疾病として捉えるのではなく，社会問題の１つとして捉えています．様々な依存症が原因で多くの事件が起きるアメリカでは，アルコールとの付き合い，適正な飲酒とは何かといった公衆衛生教育を，日本の小学校高学年相当の頃から行っています．そのように早期に啓発教育を始める理由は，「飲酒教育は飲酒する前から行う」が基本だからです．その後の高等教育での日本でいうところの体育授業の一環や地域社会での健康増進施策や公衆衛生としてアルコールと健康問題についての理解を深めるような予防啓発が行われています．啓発を行っても予防しきれないことは当然考えられるため，さらに進んだ啓発として，もしアルコール依存症となってしまったときには，自助グループに参加

5. 様々な依存症（コントロール障害）

し，専門機関で治療を受けることまでが盛り込まれた内容の教育で，予防と早期発見と治療に至るまでが含まれているのです．

このように，本来の予防啓発の考え方は，何も起きていない時期にやらなければ意味がないということです．習慣が原因となる疾病の予防は早ければ早いほうがよく，「自分には関係ない」と思っているような早い時期にインパクトのある教育と啓発が必要なのです．生活習慣は 20 歳半ばまでに築かれることが多いのですが，その影響が表面化するのは 30 歳半ばです．35 歳から特定健診を実施する意味がないとはいいませんが，生活習慣病を本気で減らそうとするのであれば，25 歳以前，強いて言えば入職時から継続して実施すべきであるということです．

第4章

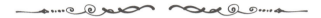

職場のメンタルヘルス

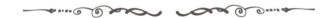

第4章

—— 職場のメンタルヘルス ——

1

安全配慮としての予見

a) ラインケア

　厚生労働省の「こころの健康作り指針」に従い，職場ではこころの健康に関して，自分自身で維持増進に努めるセルフケアとしてストレスチェック健診，管理監督にあたるいわゆる上司によるラインケアの基盤を築き，さらに医学的見地から健康管理にあたる産業医や産業保健スタッフによるメンタルヘルス対策の取り組みを行うよう求めています．この求めに従うことで，ある程度のメンタルヘルス対策は可能です．しかしながら，実際には日々職場でメンタル障害が発生しています．このような状況において，特に上司はどのように接してサポートすればよいかの基本的な考え方を助言します．

(1) サポートと治療を混同しないことを念頭におく

　職場におけるメンタル障害者の支援はあくまで支援であって，治療ではありません．サポートの質を上げることによって回復期における再発は予防できても，治療効果まで上げることはできません．真面目な上司ほどサポートをすることで病気が治るかのように関わりすぎてしまい，巻き込まれてしまいます．職場でのこのような関わり方は，従業員間（ほかの部下との間）での扱いに不公平な感覚を生じさせ士気にも影響することも理解しておかねばなりません．

　治療は医療に任せ，職場でのサポートは職場だからできることと割り切って考えてサポートすることを常に意識します．具体的できるサポートとは，綿密な観察と職務や業務量のきめ細かな調整配慮による環境調整です．

　その調整のために用いるのは，医学的な尺度ではない視点による健康状態

144

の評価です．当事者の仕事ぶりやエネルギー量だけでなく，同僚からの情報も収集した総合的な評価です．

(2) 回復だけにフォーカスしたサポート

不調がなかなか改善せず，健康なときのような働きに戻らない葛藤が生じると，真面目な人ほど，それが病気によるものではなく，根源は自分の存在自体にあるのではないかという考えが生じ始めます．そのような自己嫌悪は，それまでの自分の行い，生育環境，家族内の問題などが原因であるという思考に帰結しやすく，そのことを誰かに打ち明けたくなる衝動が生じます．

この時点で心理学の専門知識を有するカウンセラー（心理士等）などの介入があれば修正が可能で，回復も早まるのですが，そう上手くいくケースばかりではありません．その状況下において職場の上司や関係者が相談に乗ってしまうと本来のサポートを超えた役割をしなくてはならない状況を引き起こし，病気に巻き込まれるリスクがあるので注意が必要です．

メンタル障害とは直接関係ない，前述のこれまでの行い，生育環境，家族内の問題などの話を打ち明けられ，理不尽な経験に曝されていた個人の体験を知れば，誰でも少なからず反応を示すことは至極当然で，場合によっては強い共感や同情を示してしまいます．こうなるとサポートするつもりで接していたはずが巻き込まれが生じてしまい，サポートするどころか双方がゴールを見失ってしまうのです．

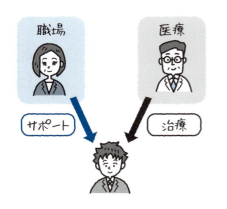
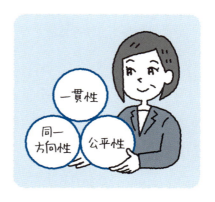

第 4 章　職場のメンタルヘルス

　ラインケアにおいては，ケアのためのコミュニケーションでは，何を話されてもまず落ち着いて相談内容を整理し，一旦時間をおいてから対応するという心構えと，メンタルヘルスの回復の適切なサポートとして「職場でできる支援は何か」を冷静に考え，分析することが大切です．また，サポートする部下の背景が違っても，メンタルヘルスの回復については，公平性と同一方向性をもって対応をすることだけにフォーカスして一貫性をもった対応を行います．また，そのサポート方針と対応実態は，個人情報の取り扱いに配慮しながら，職場で関わる全員が一貫した対応で臨みます．

🗋 余裕がないラインケアは失敗に終わる

　ラインケアは，職場で上司という役割から発生するものですが，上司の本来の主たる業務は管理監督や自身の業務なのですから，ラインケアが密に必要な状態は上司の業務負荷を高くします．ラインケアとしての部下の回復サポートは，何度経験しても慣れるものではありませんし，対応には多くの気力とエネルギーを使います．病気は負のエネルギーをもっていますので，サポートに真剣に取り組めば取り組むほど，サポートする側がエネルギーを吸い取られ燃え尽きるという本末転倒な結果となることは決してまれな話ではありません．

　職場でのラインケアでは，計画的に行うことを基盤として，人的余裕，時間的余裕，体力的余裕，さらにサポートする側の精神的余裕などすべての余裕が十分にあるときの対応でなければ，よい結果が得られないという意識で臨む必要があります．

　一時的に職場全体が高負荷となっていてサポートをする余裕がないことは多くみられますが，恒久的にサポートをできる余裕が全くない職場は，職場自体に問題があります．それこそ，その職場自体がメンタルヘルスへ悪い影響を及ぼしている可能性が高いため，回復者をサポートすることができる環境ではなく，まずその点が改善されることが必須です．

🗋 1 人で抱え込まない

　職場の現実的な問題として，ラインケアとして適切に対応ができる人材が

直属の上司1人しかいないことが往々にしてみられます．このような場合であっても，同列の管理職や人事担当者がラインケアや部下のサポートについての相談する機会をもち，すべてを1人で抱え込まないような仕組み作りを職場全体で作るための，ラインケアを行う環境について定期的に意見交換と協議する場を作ることが推奨されます．具体的には職場内の管理職同士でラインケアやサポートにおける実例を通じた情報交換と相談ができる場や労務管理の在り方について人事との定期的な会議を設けるなどして，職場全体でラインケアができる環境を構築します．

見守りと放任の違いを理解する

上司が問題を抱え込み過ぎないようにすることに留意するよう説明しましたが，その対局には放任があります．ラインケアは普段の業務とは別に生じる追加業務という考え方もできますから，関わり過ぎるなと言われれば，極端な捉え方をする上司は全く何もしない＝放任になってしまうことがあります．

ラインケアを普段から意識して行動している上司は，サポートする部下との距離の取り方がわかっているため，上手な対応としての『見守り』ができていますが，業務の管理だけが仕事と割り切っている上司は，表面上の関わりだけをもつ『放任』となることがほとんどです．

関わり方が難しいのは理解できますが，職場の安全配慮の観点からは，部下をもつ上司の関わり方の姿勢は法的にも問われるという認識が必要です．

b) マネジメント（管理と監督）

日本ではマネジメント能力は，日々働きながら空気を読んで習得するべきという考え方や，仕事ができる人は，当然マネジメントのタレントも持ち合わせているはずだという認識が一般的なようですが，この認識は間違いです．

実際に職場での上下間でのトラブルや係争が増加していることからも，仕事でよい業績をあげた人が必ずしも，マネジメント能力が高い管理職でないことを示唆しています．また，職場で部下をもって，初めてマネジメント教育の必要性を感じたという管理職は多く，上司として部下との接し方や人を

管理するための基本的な教育を受けたい（受けなければ上手くいかないと実感している）という意見をよく耳にします．このように多くの組織でマネジメント教育は必要であるという認識が高まってきていますが，その教育（トレーニング）に対してコストが確保できない，時間が割けない，適切な講師がいないなどの理由で，マネジメント教育は実現できていないのが現状です．

(1) マネジメントにおける留意点

・「指示」における留意点

　業務指示を受けて，それを遂行するというのは，仕事の基本ですが，本当に意味があるか疑わしい指示が出されると，仕事だから仕方がないと割り切って実施していてもモチベーションは低下します．モチベーションの低下は，考えながら行わなければならない「仕事」であっても，それを機械でもできる「単純作業」へと変えてしまいます．また，その成果物に対する責任の感覚を疎かにさせてしまうのです．このようなことにならないようにするためには，「この仕事には，このような理由があるので，あなたでなければ頼めない」という意図が伝わるような説明と指示が必要なのです．意図が合点できる指示を受けたとき，人はモチベーションを高め，それをやり遂げなければならないという「信念」を生じさせるのです．信念をもって取り組んだ仕事の成果は，期待通りにならなかった場合でも，必ず次への糧となり，ストレス耐性を向上させ，後の大成の礎となります．

　部下に信念を生じさせるには，まず上司が自分自身の言動に信念をもっていなければなりません．部下が指示に従わないのが悩み事という管理職は，上司自身が言動に常に信念をもっていない証拠です．

・「業務円滑化」の留意点

　仕事のスケールが大きくなると，それに関わる人員が増えます．どれだけ部下が増えようと，前項で述べたように各員に意味のある指示をすることは必須です．さらに仕事を円滑に進めさせるためには，与えた仕事が仕事全体のなかのどの部分でどのような重要性をもつのかを把握させ，もし自分が担当している業務にトラブルが発生したときには，全体にどのような影響が生じるのかを認識し，把握させることができるような仕掛けを作ります．

　建築現場の現場監督のように，完成した建物全体のイメージを示しなが

ら，こういう理由で業務の手順が決まっていると各担当者に説明すると，効率的かつ安全に業務が遂行されるといいます．このように，上司の描いているイメージと部下のイメージが一致するようなイメージの共有ができる仕組みを作ることができれば，大きな仕事であっても業務を円滑に進めることができるのです．

　部下が多すぎて管理できない，仕事の規模が大きすぎるから部下を上手く使えないと言っている上司は，上司自身が頭のなかで仕事全体の組み立てがイメージできていないことが多いのです．

(2)「指導」と「叱責」

　人は褒めて伸びるタイプと叱って伸びるタイプがあるといいますが，この話に全く医学的・心理学的根拠がありません．人間が成長するには褒めることも叱ることも両方必要です．人に対して「褒める」という行為はそれほど難しくないことですが，「叱る」という行為は高度な技術が必要といっていいでしょう．「上手な叱り方」とは後で内省できる意味のある「指導」であり，「下手な叱り方」とは非難して責任を追及する「叱責」なのです．職場でハラスメント事案が生じた際の共通の問題は，上司は「指導」をしたつもりだが，部下は「叱責」されたと感じるという認識の違いがあるということです．

　さらにその背景には共通の問題が3つ存在します．

①上司と部下の双方が普段コミュニケーションを取ることに積極的でない
②問題が大事に至るまで上司は把握していないし，部下も報告しない
③上司は実行している部下に業務の責任があると考え，部下は業務の全責任は仕事を負わせた上司にあると考えている

という3つです．

　これらの要素を分析すると，部下が「叱責」されたという感覚をもつのは，常日頃からの観察で小さな「指導」が行われず，ある時点で急に大きな「指導」を行うことことで，それまでの業務の進め方（＝仕事のやり方）のすべてにNGを突きつけられた感覚を抱かせることが原因です．

第4章 職場のメンタルヘルス

　普段から細かいことでも丁寧な「指導」が行われていれば，部下は成長し，トラブルを未然に防げる技術を身につけ，それが大きなミスや問題を生じさせなくなり，さらには職場から「叱責」がなくなるのです．

(3)「待つこと」と「急かすこと」を使い分ける

　先にも述べましたが，マネジメント教育が求められていますが，実現には敷居が高いようです．そのためマネジメントは現場の上司各人それぞれのやり方に依存しているのが現状です．最近のスピード社会の影響を受けて，上司は部下の成長を急がせ「待つこと」をしない傾向にあります．何かを習得するときの上達法は，「確実性」の実現を優先させ，それが確立されたうえで「スピード」を上げていくことです．その次は，その習得度を深めるために同じスピードで負荷量を上げて達成させ，最後に同じ結果を短い時間で導き出せるようにするのが脳の特性を活かした修練法です．

　絶対に急がせてはいけないというのではなく，「待つ」，「待つ」，「急かす」の段階を踏むことさえ間違えなければよい指導を実現できます．部下の育成や成長のことで悩んでいる上司は，根性論的な発想で脳の特性を活かした「待つこと」と「急かすこと」のタイミングの使い分けを部下に伝えられていないということです．

c) 予見義務

　メンタル不調の予防は，ストレスチェックの結果から自分の変調を客観視させることでセルフチェックとセルフケアをすることと，管理監督者である上司の安全配慮義務としてのラインケアから部下の変調を早期に察知すること，この2つの機能が相乗することによってメンタル障害発症前のメンタル不調を捉えられることと，発症しても早期発見と早期治療が可能になります．

　厚生労働省の示す「メンタル向上の指針」でも，管理監督の注意義務の実際は，「いつもとの違い」に気づくこととされていますから，この違いがわかるためには，基準が必要となる普段からの関わりやコミュニケーションがいかに重要であるかがうかがえます．

　メンタル障害による療養（休職）は，職場全体を高負荷にして次のメンタ

ル不調者を発生させるリスクにもなります。注意義務からの「気づき」は、単に1人の部下個人の利益だけでなく、メンタル不調が生じた時点でケアすることで、誰一人として休業者を出さないことにつながり、会社・従業員の双方に利益をもたらすことを啓発します。

予見のための注意点では、勤怠管理において休暇取得や欠勤が頻回になること、特に週明けや週末を含めて休まなければ仕事ができないという事象をメンタル不調のハイリスクと捉えることです。また連続する遅刻や早退も睡眠問題や集中力の限界などメンタル不調がすでに生じている可能性を予見させる状態と捉えます。業務中では、作業の速度の低下、高頻度のミスの発生、業務中に離席時間が長くなるなどは、メンタル不調のサインです。また、メンタル不調として生じる身体症状には頭痛、目眩、動悸、腹痛などがあることから、心身の不調をいずれも見逃さないという意識で注意観察すれば、安全配慮、注意義務、予見義務のすべてが果たせます。

▷関連知識

◎「信望」を得るための言動

「信望」とは、「信頼」と「人望」を併せ持つことをいいます。これは、一朝一夕に得られるものではありませんから、仕事のなかで、部下と上司の間柄で「信望」を得るというのは、簡単なことではありません。「信望」の厚い上司となるには、様々な要素が必要です。功績を残した事実や、コミュニケーション能力が優れているということも、当然備わっている要素ですが、それよりさらに重要な要素があります。

職場で部下から「信望」を得る最重要な要素は、部下に自分たちがやっていることを本当に理解したうえで、管理監督してくれているという実感を与えることです。それには、形や口だけで説明するのではなく、率先して見本をみせることです。雄弁に物語ることより、自ら現場で一緒に汗をかいてやってみせることです。管理職になった途端に、全く現場に出向くことがなくなり、デスクワーカーになるタイプの人は部下から

第4章　職場のメンタルヘルス

「信望」を得られなくて当然なのです.

(1) 自分でもできないことを部下にさせていないかの検証

　組織での仕事は,高度な分業です.規模が大きくなればなるほど効率を重視する必要があり,実作業で手を動かす人と,人を動かす人という役割分担が生じてしまうことはやむを得ないことです.上司が部下に業務を振り分ける作業は,機械的にやるべきではないということは誰もが理解していることなのですが,多忙になるとその意識が薄れ,知らず知らずのうちに機械のような「業務セレクター」へと変貌しまうようです.

　実際の現場作業を経験したことが少ない,いわゆるエリート街道を通ってきた人たちには,「業務セレクター」型上司が多く,実際に業務を経験したことがないため,誰であってもできないような業務を平気で振り分けてしまいます.そのような業務指示は理不尽以外の何ものでもなく,パワーハラスメント(パワハラ)そのもので,弁解の余地もありません.

　仕事を振り分ける作業をする前に,自分でもできないような業務を部下に負わせていないかを必ずチェックすることです.組織内で真面目で仕事熱心というよい評判の管理職が,職場でパワハラだと訴えられたときには,このような配慮のない機械的な丸投げアサインメントがあるのです.自分でも達成できない仕事を部下に割り振るなどは,もっての外であるということを忘れずにマネジメントすることです.

(2) 世代間ギャップ―価値観・思考形式・生き方の違い

　いつの時代も「最近の若いやつらの考えていることはわからん」というフレーズが使われてきました.「最近の若いやつら」だった世代が,歳を取って,また同じフレーズを使うという繰り返しが連綿と続いているのです.このフレーズの本質は,「若者」にあるのでなく,「考えていること」というところにあり,それは,価値観,思考形式,そして生き方にあるのです.これらは,社会の変化に大きく影響を受けて変わっていきます.

　口からこのフレーズが出るとき「社会的老化」が始まるのです.「社会的老化」とは,実年齢や肉体的能力が落ちるということを指すのではな

152

く，社会変化の影響を受け入れられるフレキシビリティーが低下して，価値観，思考形式，そして生き方が固定化することです．自分自身が変革できなくなったということを認めたくないため，共感できない次の世代に遭遇したときに出る愚痴なのです．

社会変革の歴史から世代交代についてみると，昭和の時代が終わった1990年以前の交代周期はだいたい10~15年という長さでした．それ以降の交代周期は加速度的に短くなり，今では3~5年の周期ですべてのものが変革し，交代を迎える時代になっています．特に現在の20~30歳代では，それが顕著で，学校でいう上下の学年でさえ共通した観念がなくなり，数歳の間隔で細かい世代の塊ができているようです．

各世代が均等に分布しているコミュニティでは，各々の世代がオーバーラップする部分があり，世代間での補完を行うことで総意が得られ，伝承という行為が成立します．ところが世代分布の不均一なコミュニティでは，世代間でオーバーラップする部分がなく，様々なギャップが生じ，まとまらないどころか対立さえ生じてしまうことがあります．

この世代分布が不均一なコミュニティの代表は，労働組織，つまり会社です．景気や社会動向によって毎年の採用人数が一定でないこと，事業内容の変更，業績悪化などで雇用の整理が行われること，先の見えない経営指針により中間層が離脱していくことなどの様々な要因から，組織内では世代不均一なコミュニティが生まれるのです．

営利目的の団体である組織が，まとまらずにいることは必ず崩壊や解散という末路を辿ります．また，その末路に至るまでには，組織内ではストレスによるメンタル障害が大量に発生することが常にみられます．

世代間のコミュニケーションギャップを埋める組織内での普遍的な価値観や思考形式を創造することは，メンタルヘルス対策の1つの方法といえます．

第 4 章

―――― 職場のメンタルヘルス ――――

2

「職場不適合・不適応」と自称「うつ」

「適合」と「適応」

　医学や生物学の世界では「適合」と「適応」には厳密な使い分けがあります．生物は種を保存し，生存を維持するために，様々な進化をしてきましたが，その進化の過程で一番重要なことは環境にマッチするように進化するということです．自然界という大きな力のなかで生存するためには，"自らが環境に合わせること"が生き残るために最も必要なことになります．この力を「適合」といいます．さらにその環境より下位の環境として，各々の種がそれぞれに有利で，より安全または繁殖に効率的な環境，つまりコミュニティを作り上げていきます．その環境のなかで"上手く生きていく能力"を「適応」というのです．

　生物学的な観点からすれば，環境のなかで「適合」できないものは死滅することを意味し，「適応」できないものは，その環境では生きられても，そのコミュニティのなかでは生きられず，生きるためには，そのコミュニティを離れざるを得ないということを表しているのです．

「職場不適合」

　誰でも，違った環境に所属を変えたときには違和感を感じるのは自然であって，これを「不適合」とはいいません．これは"未体験"であり，時間と共にその違和感が消褪していって馴染むならば「適合」と評価されます．ところが，いつまでたっても慣れることはなく，違和感を感じたままの状態が続き，ついには反応を起こしてしまうならば，それは「不適合」です．見

方を変えれば，最初から合っていなかったが，それがわからなかっただけということであり，「職場不適合」とは，その職場はそもそも居場所ではなかったということです．「職場不適合」は，本来の機能が発揮できず，疲弊して当事者だけの不幸にとどまらず，周りにもそれが波及して人間関係の問題や経済的損失にも発展します．どのようなサポートをしても誰にも利益は生じないので，適合する環境，つまり新しい職場を探すしか改善の方法はないのです．

🔷「職場不適応」

仕事の内容が細分化された現代では，特殊な能力を要求される職場が多いものの，その能力を必要とされる期間は短く，その期間に新しい能力を開花させるか身につけない限りは，その職場に留まることが難しくなってきています．職場に適合していたはずが，波に乗れずに適応できなくなる，つまり「職場不適応」が今後増えてくることが予測されます．

特にテクニカルスキルだけを評価されて採用され，そのときは職場に適合していた人が，スキルセットとしてコミュニケーションスキルが必要となった時点で「職場不適応」となって，問題者として顕在化するというケースが増えています．

「職場不適合」は入職してから一度も貢献も利益ももたらすことはありませんが，「職場不適応」の場合は，ある期間は活躍して職場に貢献して利益をもたらし，本人も意欲的に仕事をしていますが，それにあぐらをかいて切磋琢磨しなかった結果，問題者として露呈するのです．「職場不適応」となって，生き辛くなったことを改善する方法は，可能な限りの自己努力によって生き方を変え，職場の環境に再度適応するしか方法はないのです．

🔷「職場不適合」と「職場不適応」の症状

これら2つがメンタル不調に移行すると共通した問題が生じます．それは，「やる気」「気力」の消失です．また漠然とした「不安」を抱くケースもあります．何をやるにしても躊躇するため，それが原因で上手く行かず，さらに自信を失い，新しい不安を生むという不安の自己増殖，それがさらに混乱や取り乱しを生み，行動障害へとつながることもあります．なかには反社

第4章　職場のメンタルヘルス

会行為を示すケースもあります．無断欠勤やモノにあたって損壊させる行為は反社会行為です．反社会行為が出現する場合は，そのベースにはパーソナリティ障害が潜んでいる可能性があります．

🔲 「職場不適合」と「職場不適応」への対応

　いずれも治療によって状態が改善することがないのは説明した通りですが，当事者は不快な状態で仕事もできず（せず），職場にも悪影響を与える状況であることから，双方の利益のためにも，建設的に次のことを考えて，置かれている状況を説明するために以下のような例示で説明します．

　『食べ物のなかにはどうしても口にしたくないものがありますが，これには2つの理由があります．1つは「食わず嫌い」，もう1つは直感的に感じている「食物アレルギー」で口にしない食べ物です．「食わず嫌い」の場合は，食べてみたら意外に美味しかったということや，どうしても好きになれないが飲み込むことはできるので食べられるようになるまで訓練してみる価値のある食物です．これに対して「食物アレルギー」は，試した時点で不調となって，その摂取量によっては命を落とすリスクが高いため，口にしてはいけない食物です．客観的な判断としては，今のあなたにとって，この職場は後者です．無理をして合わそうとしてもメリットは少しもありません．「そもそも健康を害してまで続ける仕事などない」のです．現状の不健康の原因が仕事であるのであれば，それを変えることが最良の対処です．』

　このように説明してどのような反応を示すかを確認します．その反応によっては職場の「適合」や「適応」にみえていたのは表面的な問題なだけで，前項（p.155）にも説明したように基盤にパーソナリティ障害が潜んでいることが明確になることも少なくありません．

📐関連知識

◎「過去の英雄」

　「職場不適応」を起こした人のなかには，過去に非常に優秀な業績を残

156

2. 「職場不適合・不適応」と自称「うつ」

したという経験をもつ人が少なくありません．このような人たちには，大きく分けて３つのタイプが存在します．功績によりおごり昂ぶりが生じて自身の能力を高めるための修練を怠った結果，「職場不適応」となったタイプ・もう１つはその人の能力がその当時でピークに達していたにも関わらずさらに上を求められた（自身が求めた）結果「職場不適応」となったタイプ・そして職場がその人のもつ技術や能力を生かせないような方向に業務が転換したことで「職場不適応」となったタイプです．これらの人たちは，今となっては「過去の英雄」で職場に似つかわしくない人となってしまっています．これらのケースは，先に述べたように，自分自身のミスマッチした現状を自覚していない場合やわかっていても認めたくない場合がほとんどです．特に後者は過去を引きずるタイプであり，極力前向きな姿勢に変えさせるために助言には工夫が必要です．

　まず，これらの「過去の英雄」タイプには何が今，周りで起こっているかということと自分には何が問題なのかを一緒に探して再認識，または自覚させます．認めてもらえないことばかりを聞くのではなく，どういうところは認めてもらえているのかも説明します．そうする作業（コミュニケーション）を進めるうちに，（最初は会社や組織・周りに問題があるという気持ちから）徐々に当事者は自分にも問題があったという考え方になってくることが多いのです．そうすれば当事者自ら配置や所属を変わってみようか，または転職を考えてみようかなどという考えが芽生えてポジティブな方向へと移行していきます（ただし，パーソナリティや性格に著しい偏りがある場合はこのような典型的なパターンにはなりません）．このように上手くいくケースばかりではないのは世の常ですが，筆者の経験から比較的効果のあったアドバイスの例を記しておきます．

　「あなたの経歴を教えていただいて，あなたに能力がないからこのような状況になったのではないということはよくわかりました．しかし，いま職場で求められることとあなたのできることには差があるように思います．それと人間というのは叩かれて伸びるタイプと褒められて伸びるタイプと２種類あります（※これは一般論として受け入れやすくさせるための例句として使っています．p.149を参照してください）．あなた

第4章　職場のメンタルヘルス

157

はお話させていただいた限りでは，後者のタイプであると思います．能力があるなしに関わらずあなたは，現状自分の力を認められていないと感じて不全感をもっているわけですから，あなたを本当に求めてくれている場所こそ本来のあなたの居場所ではないでしょうか？　考え方は人それぞれですが，辛いときにはよい考えが浮かばないものです．ランクでいう上の下よりも，中の上のほうが絶対にモチベーションは高まるものですよ」さらに「組織に認められないから去ると考えるのでなく，自分の価値をわからない組織ならこちらから願い下げという気持ちも大事です」と付け加えると納得のきっかけになることもあります．

▷◁関連知識

◎ 社会背景と「過剰適応」

　現代に求められる理想的な社会人像は，世の中の急激な変革にいち早く順応し，それらを解釈，咀嚼し，かつそれらを自分のものにして，"良い"個性を発揮させることで，自他に広く利益をもたらすという人物です．そのような素晴らしい人物が実際に存在しないとはいいませんが出会ったことはありません．このような理想像に近づけようと努力すれば努力するほど，自己犠牲や過剰適応を起こすことになります．一時的には上手くできても，最終的には本来の人間らしい姿とかけ離れた状態に耐えられず「不適応」となります．このような背景が「過剰適応」による燃え尽きの増加を生んでいます．

　また，経済が利益優先である限り，利益をあげるための一番の方法は，人のわがままを叶えていくことです．そのため，どのような仕事であれその成果，生成物に対してクオリティとスピードの両方が求められます．クオリティもスピードもこの10年で倍以上となっていることは，毎日の生活における社会変化から実感できるでしょう．これは今後も見直されることはないため，「過剰適応」によって燃え尽きてしまう人は増

加していくことが予想されます．過剰適応は一時的には利益をもたらしますが，燃え尽きてしまうことで結果的には社会全体として損失を生じさせるのです．貢献の足跡が残るか否かだけで背景には，実現の困難な目標に利己的に挑むという点で「職場不適応」と類似点があります．

自称「うつ」

近年パンデミックで社会機能を麻痺させた「新型」コロナウイルス感染症の「新型〜」という呼称は，ウイルスの形状は似ているものの遺伝子型は変異して全く新しい性質や特徴を獲得しているということを表していますが，疾患名は「COVID-19」です．

精神科領域でも，「新型うつ」という俗称がついたメンタル障害があります（表1）．「新型」といっても，提唱されたのは20年以上前にもなりますから，最近はほとんど使われなくなっています．この「新型うつ」といわれていたメンタル障害の症状と合致する群は，現在「現代型うつ（病）」や「非定型うつ病」など様々な呼称で表記されています．

行動を遂行しようと思っても動けず，意欲を失って行動できない状態が，「うつ病」の主症状である抑うつ気分によって行動できない部分と同じであるというだけです．

また，「うつ病」の性格の特徴である真面目，几帳面，責任感が強い（仕事

表1　拡大解釈で誤認されるメンタル障害

- **「新型うつ」**
  社会性障害，適応不全，<u>職場不適合</u>，<u>未熟な人格</u>，パーソナリティ障害
- **適応障害**
  パーソナリティ障害，<u>未熟な人格</u>，<u>能力不足</u>
- **不安症/パニック症**
  パーソナリティ障害，解離性障害（ヒステリー），<u>未熟な人格</u>
- **依存症**
  うつ病，睡眠障害

<u>○○</u>は，疾病ではないが社会生活に支障が生じる問題

熱心）という性格の特徴はなく，全く逆の「性質」として自分勝手，無責任，他伐・他責という共通点があります．

「うつ病」患者は，病初期は自分が「うつ病」であると認めず，しばらくすると，病気なのでなく自分が弱いから，周りに迷惑をかけていると言い，治療が終わって回復しても「うつ病」であることを恥じる面があります．これに対して「新型うつ」は，自分は「うつ」であると強く顕示し，「うつ」なのだから，いろいろとできないことは免除されて当然という振る舞いをします．自称「うつ」なのです．

その他の特徴的な部分を箇条書きにしてみますと，

- 常時うつ状態ではない（当事者の都合や環境により変化する）
- 自己顕示と主張が強いが，それらに責任を取らない
- 他伐・他責的である
- 裏付けのない自信に満ちた主張をする
- 自尊心が高いと思っているが幼稚な振る舞いが多い
- 言動に自己愛や自己陶酔が顕著にみられる
- アドバイスや批判を「批難」と認識し，激しく反応（抗弁）する
- 攻撃性は高いが，防御力が弱く，打たれ弱い

このような特徴が言動から抽出されます．

⬦「うつ病」と自称「うつ」（表2）の対比

第2章　1.「うつ」と「躁」（p.18）でも説明した「うつ病」に特徴的な「生気的悲哀感」「早朝覚醒」「日内変動」の3つの面で対比してみます．

表2　自称『うつ』や俗称『新型うつ』の特徴

- 常時「うつ」ではない（自分の都合による）
- アドバイスを批判と誤認し，激しく反応する
- 裏付けのない自信とプライドをもつ
- 自己顕示欲の強さに対して，責任が伴わない
- 他伐的で強く攻撃するが，打たれ弱い

- ・「うつ病」では，自信をなくし，悲しみがこみ上げ，耐えながら活動していると，生きていることが辛いと感じるようになる「生気的悲哀感」が生じます．
- ・自称「うつ」では，「気分良くやっていたのに，上司がその気分を損なわせてやる気を失せさせた．自信はあるし，能力もあるのにそれを認められず，怒りがこみ上げてくる」と訴えます．

- ・「うつ病」では，疲弊しながら1日を過ごし，1日を終える頃には精神エネルギーは枯渇して，気絶のように眠りますが，疲労が回復する前に目覚めてしまうという「早朝覚醒」が出現します．
- ・自称「うつ」では日中知的活動をしていないので，エネルギーが余り，眠れないので夜も遅くまでテレビやゲームに興じ，朝方に疲れて眠りに就き，昼まで寝てしまい昼夜逆転になることもあるという不規則な生活パターンを送ります．

- ・「うつ病」では早朝覚醒後に再入眠できず，疲労が取れないまま，今日1日も耐えられないかもしれないという最悪に落ち込んだ午前中を過ごし，夕刻になり何とか1日の終わりがみえ，少し辛さが軽減したように感じます．朝方が悪く，夕方には少しマシであるという「日内変動」を示します．
- ・自称「うつ」は，夜更かしがひどいことや仕事が苦痛で午前中は不調ですが，仕事が終わる頃になるとプライベートは何をしようかと考えて元気になります．仕事中は調子が悪いが仕事が終わると元気という，病気の症状ではなく，仕事熱心でない人であれば誰にでも起こりうる変化です．

⬢ 自称「うつ」にみられる2つのタイプ

　「新型うつ」や「非定型うつ病」の本態（正体）は，社会性の未熟さと情緒の不安定さであるといわれるようになっています．その未熟さが原因で生じ

る2つの特徴のある群を例示します．

(1) 自分中心錯覚タイプ

その昔，地球が世界の中心で宇宙が地球の周りを回っているという地球中心説（天動説）があったのと同じように，周りが自分を中心に動いてくれているかのように錯覚しているタイプです．社会に出るまで，何かしらと周りがお膳立てしてくれる環境があったことでできていたことも，実力と錯覚しており，社会に出てからも，それまでを見直すということはなく，支援がなくなったことに対して憤りを覚えるのです．トラブルを起こした際に，親身になってアドバイスをくれた人に対しても，批難されたと感じ，被害的になり拒絶の姿勢を示すか，または陰で誹謗中傷をするなど攻撃の姿勢を示します．

(2) 賛美要求タイプ

社会人になってから褒められることは非常にまれです．働くことは，自分が生きていくための行動であって，その行動を褒めてくれる人などいないというのは誰もがわかっていることです．ところが，こどもの頃から何をするにしても周り（家族）から注目され，他愛のないことでも賞賛されることが当たり前の環境で育つと，何かしら，結果に対して労いの言葉がないことに，恨みや怒りを感じてしまうのです．彼らは決まって，「私って，褒められて伸びるタイプじゃないですか」などと自分を評します．このタイプは，失敗や人間関係のトラブルなどの特別なきっかけがあるわけでなく，連絡もなく急に仕事を休み，職場に診断書を送りつけてきます．周りが注意を向けてくれ

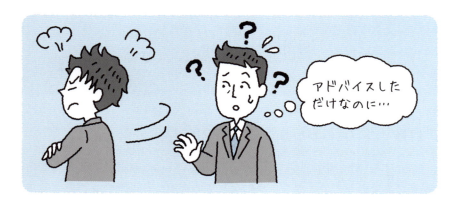

ていないことに，ストレスを感じて不調となっているため，組織として対応する術もありません．

🗂 自称「うつ」の治療

　自称「うつ」の症状の正体は，ストレス反応ですから抗うつ薬が作用する神経伝達物質の機能問題がないため，薬物療法が効果しないというのは当たり前といえば当たり前の話です．

　根本治療は，ストレス反応を起こしにくくすることです．前項（p.161）で示した2つのタイプは，すべて社会環境や対人関係の変化をストレスと感じやすいという脆弱性があるわけですから，これを改善しない限り寛解となることは望めません．

　回復のために社会的に成熟させるには，まず当事者の考え方や価値観は，一般的には共感してもらえるものではないということを理解させていかなければいけません．これが心理療法的アプローチの基礎になる考え方であり，CBTにあたります．主たる治療は精神療法のなかのCBTであり，ストレス反応が過剰となって一時的に疲弊しきった状態が認められる場合にのみ薬物療法を試みる，これらが適切な治療です．

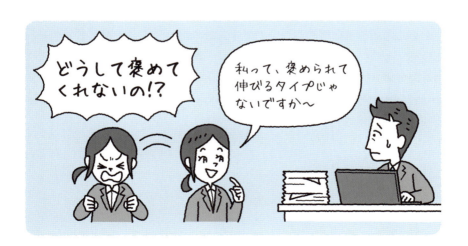

第4章 職場のメンタルヘルス

▷▶関連知識

◎ 自称「うつ」の社会復帰が容易でない理由

(1) 適切な CBT を提供できる医療機関が限られている

　心理療法的アプローチを行うとなれば，カウンセリング技術が長けていなければ効果が発揮できません．カウンセリングというものは，助言や推奨，意見交換や協議といった双方向の行為（counsel）ですが，日本では傾聴という"訴えを聞く"ことに重きを置くことをカウンセリングとしてきました．そのため，治療効果が高いカウンセリングスキルをもつカウンセラーが在籍する施設は限られ，適切な治療をどこでも受けられるというわけではないのです．

(2) CBT は，他力本願では効果が得られない

　CBT の基本は，カウンセリングによる認知の改善と，それを行動に移して体得することです．ですから，当事者が現状を克服したいという強い意志もって臨まなければなりません．ところが，ここまでの説明でおわかりでしょうが，自称「うつ」の当事者が，現状の自分自身に嫌気がさして困惑するということでもなければ，苦労をしてまで自分を変えようとは思わないため，カウンセリングは成立しません．導入が上手くいったケースでも，他力本願では効果を実感できず，関係を継続できないため，結局改善は得られないのです．このため，一度療養にまで至った自称「うつ」のケースでは，職場復帰，場合によっては社会復帰が困難なのです．

第4章

・・・—— 職場のメンタルヘルス ——・・・

3

健康管理としての時間管理

🔲 過重労働と健康被害

　COVID-19で働き方は一変し，PCを開いた場所が仕事場という環境になりました．リモートワークを推奨している企業のオフィスの席数は社員数の半分もなく，仕事さえしてくれれば，方法は問わないという就業スタイルが定着しつつあります．

　人間関係が煩わしいと思っている若い人たちには，リモートワークが歓迎されているようです．ただ，働き方の自由度は，「時間管理」が難しく，仕事とプライベートの区切りがつきにくいことから，長時間労働が発生しやすい作業環境という見方ができます．近年は過重労働による労働災害（労災）申請数は急増しています．

　長時間労働の規準となる考え方は，1日の労働時間は8時間以内，1週間の総就労時間を40時間とした時間以上の労働時間を時間外労働として算出しています．この規準で残業となった時間が月45時間を超えると健康被害が出現するリスクが高くなることがわかっており，原則として月45時間を超える残業も年に6か月まで，年間の総時間外労働は720時間の規制が設けられています．特に1か月間の時間外労働が80時間を超えると疲労の蓄積によって循環器系への影響が出現し，何の既往もない人にも脳血管疾患，虚血性心疾患などを発症するリスクが急激に高まるため，医師面接による健康状態のチェックが推奨され，使用者（会社等）は労働者が面接を申し出た際には，事後措置として医師面接を受けられるように配慮する義務があります．統計調査から単月で100時間以上，または半年の月平均残業時間が80

時間以上では突然死が増加することから，これらを過労死ラインとよんでいます．

　精神的な健康被害の発症は，長時間であることはもちろんのこと，心的な負荷も問題となります．そのため残業時間数がそれほど多くなくても，不調を感じ医師面接を希望する場合は面接を受けられるようなシステム作りが過重労働による健康被害防止に貢献します．

残業時間のチェック体制

　過重労働健診が義務化されたことによって，様々な疾病が未然に防げたという話を聞きますが，長時間労働による高負荷が健康に与える影響が出現する個体差が高いこともわかってきました．特に精神的な健康被害が生じる場合には，長時間労働直後からじわりと出現して，それが「うつ」などの明確なメンタル障害として出現する最短は 2 週間後という例もあります．多くの職場では残業時間はその月が終わってから集計して，算出しています．残業時間が集計され長時間残業として見えるようになるのにはタイムラグがあるため，その間には健康被害防止措置を講じることができない時期が存在することになります．

　そうならないようにする残業時間のチェック体制として推奨されるのが，管理監督職が毎日の残業申請と承認を徹底することです．半月を超えたところから，このままのペースだと過重労働に該当するという予測を立てて，業務の見直しを指示することや，医師面接を受けることを勧めるなど組織独自の基準を作ることが推奨されます．特に管理職や企画裁量労働（いわゆる"みなし"）という形態で就労する労働者や，冒頭にもふれたリモートワークを主として働く人の多くは，仕事とプライベートの時間が曖昧になって長時間労働となる傾向にあるため，就労スタイルに合わせた独自の健康状態のチェック体制の構築が必要です．

長時間労働における健康管理のポイント

　前述のように「長時間労働者への医師による面接指導の実施」は，週 40 時間を超える労働がひと月当たり 80 時間を超える場合や，疲労の蓄積が認

3. 健康管理としての時間管理

められるとき，労働者の申出を受けて医師が心身の健康状態をチェックし，必要に応じて職場を指導するいわゆる「過重労働健診」が設定され，事業の内容を反映した過重労働防止策を独自に設定することが推奨されています.

　特にストレスが高い職種や集中力を必要とされる作業従事者では長時間労働でなくても過重労働と感じられる場合も少なくないため，残業時間に因らずに問診として用意された健康状態のチェック項目から，健康被害のリスクが高い労働者には，希望がなくても面接を受けるよう指示することも組織独自の健康管理の観点からは必要です．長時間労働による血管障害の発症は，全年齢において何も既往歴がない健康な人にも起こることから，健康診断結果で血管イベントのリスクが高いメタボリックシンドロームが認められている労働者はより少ない残業時間でもハイリスク者であるため，医師面接を指示して実行させる必要があります．このような健康管理としての時間管理以外についてのポイントはほかにもあります.

（1）総労働時間以外で着目するポイント

①長時間労働の就労背景を聴取する

　まず，就労時間の記録から長時間労働が一時的か慢性的かどうかをチェックします．一時的な長時間労働の場合，何らかの偶発的な事故対応，了解可能な（年間で計画された）繁忙期などの一時的な業務集中である場合が多く，原因となる事情を考慮せずに面接の勧奨を行うとかえって，負担を増やすことになります．また業務集中での過重労働は，どちらかというとその期間が終わってから蓄積していた疲労を知覚するようになるため，長時間労働の状態から通常就労状態に戻った後に密な管理をすることが大切です．短期の業務集中による長時間残業ではメンタル障害の発生は多くはありませんが，過重労働中より過重労働後のフィジカルケアに重点を置くことがポイントです.

　また長時間労働が常態化している職場はそれ自体が問題なのですが，改善をしようと介入すると事業の存続に関わり，雇用が継続できなくなる企業が実際に存在します．また労使ともにやむを得ず長時間労働体勢を続けているケースも少なくありません．このような場合，労働者の面接の希望の有無に関わらず定期的に面接をすることで，健康被害防止に努めるしか方法はありません．特に注意して健康チェックをしなければならないのは，残業時間が

ある月は20時間，その次は100時間，その次は50時間というように，毎月の残業時間（業務の負荷）が大きく変動する労働者です．ヒトの身体は変動が大きいほど疲労が回復しにくくなるために，（長時間労働状況に優劣をつけるのではありませんが）慢性的な長時間残業であるときには総残業時間数よりも毎月の残業時間数の変動差を見逃さないことです．

②就労している時間帯を把握する

　長時間にわたって労働するにしても，それがどの時間帯が中心であるかによって疲労度が変わってきます．もともと夜型というタイプの人は多いとはいえ，ヒトは太陽が上がっている間は覚醒し，暗くなると就眠するのが自然なリズムです．生物は外的な刺激が乏しい状態では，その種に固有の，生命活動周期を発現します．ヒトのそれは25時間であるため，地球の自転に合わせた1日，つまり24時間に合わせるために日光を感覚器で捉えることで，毎日周期を補正しているのです．それをサーカディアンリズム（概日リズム）といいます．その補正方法は，日光を受光したことで視床下部が反応し，視交叉上核が刺激され，体内時計をリセットするという仕組みです．その際に重要な役割をするのが眠りを誘発し，維持するホルモンで知られるメラトニンで，日光を感知するとメラトニンの放出が止まり，覚醒します．日光を感知して，メラトニンの放出は止まりますが，その停止持続時間は14～16時間といわれています．つまり，現代人が起きている時間とほぼ一致するというわけです．では健康被害を生じないようにするには日出から日没までのどの時間帯に日光を感知するのがよいのでしょうか？　理想は午前7時から午前10時です（季節にもよるのであくまで目安です）．生体のリズムが生活の基準となる24時間リズムからずれれば，体調不良を呈することは容易に想像できるはずです．つまり，リズム補正をするためのきっかけとなる日の光を感受するという行為ができないような環境でその時間帯に働いている場合には同じ長時間労働でも体調不良を起こしやすいということを知識としてもっておく必要があります．リズム障害は，交感神経と副交感神経の優位帯の切り替えの不全などで自律神経失調症へと発展しやすいことを知っておくと，自覚症状の自己申告のなかから自律神経失調の発現を初期状態で発見することもできるのです．

③睡眠時間と質を把握する

　前項（p.168）にも関連しますが，睡眠時間が確保できないほどの長時間労働である場合は，就労状況（背景）を確認するまでもなく，即業務改善指導を使用者に対して行わなければなりません．そうでないにも関わらず，睡眠時間が通常業務時より短くなっていたり，時間は取れていても充足が得られていない，つまり質が悪い睡眠と自覚しているケースでは，健康被害が出現するリスクが高いため要注意です．前者の状態が継続するとフィジカルな問題が起きることが多く，後者の状態が続くとメンタルな問題が起きやすい傾向にあります．

　眠っている時間が短縮すると，交感神経が休まらないため，覚醒時間帯に体調不良を呈しやすいことや，睡眠中に分泌される代謝に関わるホルモン量が少なくなり，基礎に生活習慣病，特に糖尿病に罹患している場合は病状が悪化します．

　睡眠時間が大幅に減じていなくとも，睡眠が不充足，つまり質の低下を自覚している場合には，業務によって疲労した脳を回復させることが困難となります．脳が疲労を蓄積することは，メンタル不全になりやすく，普段なら耐えられるような負荷でも簡単にストレス障害を引き起こしてしまいます．症状としては抑うつ気分や意欲減退が主として出現します．残業時間と睡眠時間ならびに睡眠の質はいつもセットで評価することで健康被害発生のリスクが低減できます．

🗂 裁量労働制勤務，フレックスタイム制勤務・在宅勤務労働者への啓発

（1）裁量労働者への啓発

　いわゆる「みなし勤務」の本来の趣意は，専門性が高い業種において一般的な午前9時から午後5時までの勤務形態で働くと生産性や業務効率が低下する場合もあること，また従来の労働時間の上限の縛りでは業務が達成し得ない業務について，労働者の同意を得て業務遂行の手段や方法，時間配分等を労働者の裁量でコントロールすることを認める就業体系をいいます．しかしながら，この本来の趣意とは全く違った，残業が発生しても予め規定した残業賃金を給与に上乗せして支払う労働条件で，それ以上の残業が発生して

第4章　職場のメンタルヘルス

も時間外賃金の請求は認めない（認められない）という業態を「みなし」と誤解している労働者や管理者がいるようです.

　長時間残業の健康への影響が，労働契約上の裁量労働であるどうかによって何らかの差が出るわけではありませんから，総残業時間と総賃金が，元々上乗せされているかどうかの問題と健康管理問題を同じ次元で考えてはいけないのです.

(2) フレックスタイム制勤務・在宅勤務労働者への啓発

　フレックスタイム制は時差出勤と違い，多くの企業では，絶対にこの時間帯は就業していなければならないとする変則不可時間帯であるコアタイムさえ守れば，就業の開始時間と終了時間を自由に設定でき，毎日違う時間に出勤して退社することが原則可能です.　このコアタイムという時間の縛りもないものをフレキシブルタイム(制)というカテゴリーで扱うこともあります.ちょうど在宅勤務（リモートワーク）というような就業形態はこれにあたります.

　フレックスタイム制勤務での時間管理の重要性は総労働時間だけでなく，始業時間，つまり朝の出勤時間のモニターが必要です.　前項（p.168）でも述べたように，午前中の行動は健康に大きく影響を与えます.　午後からの出社（就業開始）が多くなった時点で，勤務時間が長時間労働になっていなくても健康状態のチェックを促す必要があります.　このようなきめ細かい配慮を行うことで，メンタル障害，特に「うつ」関連のメンタル障害の初期状態を捉えることができます.　面接が実施されない場合でも，脳の疲労と勤務時間帯についての健康情報を発信するなどして注意と啓発を行います.

　在宅勤務労働では，家事や育児などをしながら仕事ができるメリットがあると一般にはいわれていますが，双方が片手間になるだけで，実際には両立するのが難しく，特に女性の場合，家族が寝静まった夜中に残った仕事をしているというケースが少なくありません.　在宅勤務者も就業時間のフレキシビリティーを簡単に考え，夜中に仕事をすることに抵抗を感じるどころかメリットだと勘違いしているケースも少なくないのです.　最初にも述べましたが，夜中に仕事をすると自律神経失調へ発展する可能性があることからも，働き方について啓発が必要です.

170

「息抜き」と「手抜き」を混同させない

　現代は「いつでも，どこでも仕事ができる」という自由度が高い働き方と表現されることが多いのですが，実際は「いつでも，どこでも仕事をさせられる」という不自由な働き方という実感のほうが大きいようです．

　特に就業形態の基本が，在宅勤務の場合，どこからが仕事で，どこまでがプライベートな時間なのか全く区別が付かなくなります．上司に直接監督されていない状態において，生真面目な人は，休憩しているのをサボっていると誤解されてはいけないとばかりに，がむしゃらに切れ目なく仕事をする傾向にあります．仕事に終わりはないため，終えた尻からまた次の仕事に取りかかるというように，仕事に追われることになってしまいがちです．

　その真逆の不真面目な人は，上司が目の前にいないのをよいことに，仕事をしたフリができるのです．在宅勤務労働がサボりの格好の隠れ蓑にもなっていて，やろうと思えばとことんまで手抜きができるのです．この2つのタイプの成果の差は歴然なのですが，今の社会においてこの差が，給与や待遇に反映されるのは微々たるものであり，真面目な人ほど損をするという社会構造になっています．こんな不公平な世の中でよいわけはなく，真面目に生きた人が必ず報われる時代に戻るはずですが，今すぐにとはいきそうもありません．ある意味，社会を支えている真面目な人たちが，今倒れてしまったら次の時代はありません．そこで，そのような真面目な性格の人が，倒れないように2つの助言をします．1つは「息抜き」と「手抜き」は違うのです

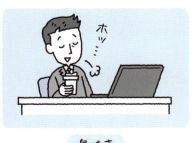

息抜き

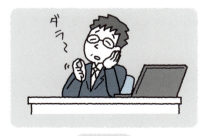

手抜き

よという当たり前の言葉による助言（声掛け）です．信じられないでしょう
が，休まずに働き続けてメンタル不調になり精神科を訪れた人にこのように
助言すると，言われた途端に「はっ」と気付いたような顔をする人が少なく
ないのです．もう1つは，「休憩することも仕事のうちだということをわかっ
ていますか？」という助言です．職場では，これらのような心理状態で働い
ている人のことを踏まえた健康教育を実践することで，仕事に起因するメン
タル不調を予防することもできます．

勤怠不良とメンタル障害

　時間管理のなかで異質なのが，勤怠不良労働者の管理です．遅刻，早退，
急な欠勤が多い故に勤怠不良なのですから，まず長時間労働になることはあ
りません．勤怠不良のパターンは，後々対人関係や社会性に大きく問題を呈
し，早期に改善のアクションを取らないまま，放置したままでいると，パー
ソナリティ障害でないケースでも，同じような問題者となって，職場全体に
悪い影響をあたえるようになります．ですから，遅刻，早退，欠勤は連続し
た時点で勤怠問題として介入して問題者に発展することがないように予防す
ることが重要です．しかしながら，部下を過保護に抱え込むような性質の上
司は，今後大きな問題に発展する予兆である勤怠問題があっても，自身の裁
量で実態記録がされず，普通に勤務したような記録になっていることも少な
くないという問題もあります．そのようなケースでは，就業記録のスクリー
ニング調査でもピックアップされることがないため，メンタル不全の始まり
の重要なサインを見逃すことになります．正確な勤怠の届け出と記録は，健
康管理の一貫であり，潜在的に不健康な労働者を早期に発見するツールでも
あるということを管理監督者であるマネージャーに啓発します．

3. 健康管理としての時間管理

関連知識

◎ 仕事が立て込むメカニズム

(1) 仕事を振られて「断らない人たち」

　仕事を頼まれて安請け合いしてしまうタイプには2種類あります．後先考えずに，気分で承諾してしまうタイプと頼まれると断れないために受け入れてしまうタイプの2つです．前者の場合，結果を出せる裏付けがあっての承諾ではないため，結果は水物です．ですから，仕事を頼んだ側の期待に答えられない結果に終わることも少なくないため，よい結果が得られないことが続くとそれ以後は期待されないことから，過重労働にはなりません（ただ仕事ができない評価や職場内での信用がなくなることから，対人関係問題でストレスが生じることはあります）．

　これとは逆に，後者のように断り切れずに仕事を受け入れるタイプでは，その性格からして身を粉にしてでもやり遂げてしまいます．その結果「やはり頼んでよかった」「またお願いします」となってしまい，常に仕事が立て込む状態になります．このようなことが続けば，次第に内容もボリュームも重くなり，結果としてその人の基本となる仕事にまで影響が出て，過重労働へと発展します．このような性質をもつ人は，うつ病の特徴的な性質・素因を有しているため，高負荷となると発病のリスクが高まります．

(2) 仕事の効率が低下してしまう癖のある人

　前述のように頼まれ仕事で作業のボリュームが実際に増えているのでなく，ある条件が重なると作業の進め方に悪い癖が出て，非効率的な働き方になり，結果として仕事に追われる状態を引き起こす人がいます．このような人は仕事ができないわけでありません．ある条件とは緊張が生じることです．原因は仕事そのものの時もあれば，プライベートな場合もあります．悪い癖とは，いくつかある作業においてプライオリティー（優先）が付けられなくなるという悪い癖です．緊張で心的負荷がかかると，一番作業量が多いモノに注力してしまい，その他すべてが

第4章　職場のメンタルヘルス

173

それと同等の量の仕事であるかのような錯覚に陥り，さらに急がねばならないという焦りが生じ，その焦りが能率を下げるという悪循環が生じます．このようなことが起こらないようにするためには，仕事の量と重要度とを客観視できるようにビジュアル化することを勧めます．エクセルなどのソフトウエアを用いて作ったグラフでも構いませんが，できれば手に取って実感できる積み木やレゴなどを仕事に見立てて目の前に並べ，その量や期限を総合的に比較してプライオリティーを付けるようにします．実際にはビジュアル化する作業をしている時点で，落ち着きを取り戻し始めます．この方法だと，すべての仕事は，いつでも再確認することができる状態にあるため，状況変化があってもその都度冷静に行動できるようになり，仕事が立て込まないようになります．

第4章

―――― 職場のメンタルヘルス ――――

4

メンタル障害の休職と復職

🔲 メンタル障害の休職事情

　近年では職場に長期休職者が複数いることがめずらしくありません．また，病気で仕事を休むことに抵抗がない人が急増しています．特に若年層では，この傾向が顕著で，学校の授業を休むのと同じ感覚で病気休職を願い出ます．学校は欠席したとしても自分自身の学業が遅れることはあっても，周りに迷惑がかかることはほとんどないので，個人の問題ですみますが，仕事において休むことは，自分の問題だけでなく，周りにも負担（迷惑）をかけることになるという認識を持ち合わせないのです．

　長期の病気休職者の大半の療養事由は，うつ病以外の「うつ」と「適応障害」で，半年以上職場を離れることも少なくありません．職場で1人欠員があると，仕事の再配分などのために上司，同僚など少なくとも関係者の4人に負荷がかかるといわれています．休職者がもたらす社会経済への負の影響はとても大きいのです．

🔲 制度としての『病気休職（療養休職）』

　病気や負傷で仕事を休まなければならない状態の原因は2つに分けられます．業務起因の病気や負傷による労働災害と，業務に起因しない一般的な病気や負傷に起因する私傷病の2つです．前者は労働者災害補償保険法に規定されたもので，仕事を免除される期間は設けられず治癒するまで補償されます．後者は私傷病という個人の都合による休暇扱いですから，仕事を免除される期間は，所属する職場（事業所）の規定（就業規則）によって任意に決

められるものです〔規模の小さい事業所では規定（制度）がない場合も少なくありません〕.

　労働者の権利の保護を定めた労働基準法には，『使用者は，労働者に対して雇い入れから6箇月継続して就労し，全労働日の8割を超えて出勤した労働者に対して「年次有給休暇」を与えなければならない』とあるだけで，「労働力が提供できなくなった事由（理由）別に休暇を設定しなければならない」とは言及されていません．つまり，世の中で一般的に使われている「病気休暇」ないし「病気休職」というものは，法的に規定されているものではないのです．多くの企業では，社員を厚遇する福利厚生的な扱いで制度として運用しているのです．

　ところが，労災でない私傷病で働けなくなった場合でも，労働者の多くは「休職（療養）する権利」があるというように思っている人が非常に多いのが現実です．なぜ，そのような誤解が生まれるのでしょうか？　それは，傷病手当金の支給制度が関連しているようです．労働基準法とは全く関係のない健康保険法に基づき，病気療養により生活の保障として（社会保障の一環として），傷病手当が支給されるため，療養と休職を扱う立場が混同して権利と勘違いされるからです．

　「病気による休職」は，労働者の権利として与えられる休暇ではありません（ただし，公務員制度のなかには有給休暇と分けて記載がありますのでこれは例外とします）.

　ですから，給与制度における賞与と同じ扱いにあたるため，賞与設定がある組織とない組織があるように，「病気に関しての休暇」の設定が元々ない会社組織もあります．

　「病気休暇」ないし「病気休職」は，組織がそれぞれ個別に定めている就業規則によって規定された「制度」であり，使用者から付与される性質の休暇だという理解と認識が必要なのです．実際に制度として付与される性格であることから，「申請」を行うことが必要です．

　会社組織が大きくなると制度も拡充され，できる限り労働者への厚遇を示すために，「年次有給休暇」とは別に「私傷病休暇」，さらに「（長期）病気休暇」と分けて規定している場合があります．これが，「病気になれば仕事は休

4. メンタル障害の休職と復職

めるもの」という世の中の誤解を生んでいるのだと思われます．

　自分の属する職場の休暇設定や制度が，インターネット上の情報にあるような「病気で療養できる休暇」と同じものだと錯覚を起こしていることもありますから，病気を事由として療養が始まる時点で，復職を円滑に行うためにも，療養に使用できる権利としての休暇と申請して認められる内容の療養休暇について認識のズレがないかを確認する作業が必要です．

法的にみた『病気休職』の解釈

　前項（p.175）でも述べたように，病気療養の休暇は，その組織ごとに決められている就業規則によるもので，労働基準法の法定外，つまり有給休暇外の休暇です．ですから，病気によって休職（欠勤）している状態は，法的な解釈では，「疾病により労働力を提供できなくなった状態ではあるものの，回復または完治を期待して療養のために一定の期間を定めて『労働を免除している』状態」となります．

　この考え方から，「病気休暇」の期間は「解雇猶予」の期間と捉えるのが一般的な法的解釈です．これから療養を始めようとしている人に，このようなことを言うのは，非常に酷なことですが，労働契約という観点からは，労災で働けなくなった場合を除き，病気で療養することは，早期に復職することを意識しながら療養に専念しなければならないということを伝えなければなりません．

就業規則の変更と「病気休職」

　この数年，就業規則に「病気療養のための休暇」の項を定めている組織では，その規則内容を改定するケースが増えてきています．改定内容としては，病気をフィジカルとメンタルなどカテゴリー別に分けるものや，休職期間の最長期間を短縮するという内容の変更です．

　就業規則改定事案は，労働者の代表や労働組合が働く側にとって不利益変更になってはいないかを討議することが多いのですが，休職期間を短くするという改変内容であるにも関わらず，強い反対はなく改定されているケースがほとんどです．その背景には，メンタル障害で長期休職されることが，いかに職場に大きな負荷を生じさせ，休職することがない多数の健康な組合員

第4章 職場のメンタルヘルス

177

第 4 章　職場のメンタルヘルス

に与えるマイナスの影響が大きく，組合全体からすれば，期間が短縮されることにデメリットは少ないという総意となったことが伺い知れます．

▱ メンタル障害での長期休職後の実態

　精神医学的に安静療養が必要であり，休職させなければならないという妥当な評価ができるケースは，職場に提出された診断書の総数の半分もありません．3 か月以上の長期休職が必要と診断されたケースでは，さらにその妥当性を欠くケースが増えます．ではなぜこのような不適切と思われる休職の指示が数多く出されてしまうのでしょうか？　初診時にいきなり半年の休養を指示するような医療機関は論外ですが，そうでない精神科医であっても初診日当日に 1〜2 か月程度の療養による休業の指示を出してしまう傾向にあります．
　その原因には大きく 3 つがあります．

①患者側からの強い要望
②すでに仕事を休んでしまっている状態であり，現状との整合性を取るため
③患者の訴えから，治療で解決する問題でなく環境調整のためや一時避難的に職場と離すため

この 3 つです．個々の精神科医が，患者に仕事を休むことのメリットとデメリットを説明して納得を得るのにも限界があるというのも理由の 1 つと考えられます．
　実際に診断書に示された通りに長期に休職したら，どうなってしまうのでしょう．メンタル障害の長期休職では，休職期間が長くなればなるほど，職場復帰することが難しくなるということです．これまでの経験から，メンタル障害による休暇の種類に関わらず，職場を離れて半年以上の長期となると復職率の低下が始まります．3 か月以内の休職であれば，復職後 3 か月以内に症状の再燃や再発で再休職となるケースはまれですが，4 か月以上半年の休職群では 10〜15％，半年から 9 か月群では 30〜40％が 1 年以内に再休職となり，9 か月から 1 年休職した後に復帰できる率は 50％を切り半数は離

178

職します．１年半以上の休職で完全に復帰できるケースは非常に少数です．

このようにメンタル障害では，長期に療養することは，本当に意味があるのかを考える必要があるのです．休職指示とその期間の現状は，様々な問題を抱えているのです．

無用な長期休職を防ぐ啓発

事故によるケガや癌治療により，長期に休職したフィジカル障害の復職ケースでは，ほとんどのケースが復職できる（離職しない）のにも関わらず，前述したようにメンタル障害で長期に休職すると復帰が困難となりやすい原因を考察します．

休職者のなかには，病気が治癒または寛解していても意図して（計画的に）療養を続け，休職期間満了をもって退職する人がいます．このようなケースは予見できません．

このような邪な考えなど持ち合わせない人が復職できなくなってしまう原因は以下のようです．

疲労の蓄積，仕事のストレスや責任の重圧などがあれば，誰でもその場から離れたいと考えるため，長期に休職が必要でない場合であっても，医師から仕事を休んだほうがよいと言われたときにそれを拒絶する理由は見つかりません．医者の一言でこれまで，誰のためではない自分のためだから辛いことでもやるしかないと考えてやってきた緊張の糸が切れてしまうのです．さらに，追い打ちをかけるように「今は仕事のことは一切考えずに休みましょう」と言葉をかけられます．久しぶりに聞かされた優しい言葉と開放感から，"病気を治すために療養をする"でなく，"病気だから仕事を休んでよい"という意識になってしまうのです．

そして，メンタル障害で休職を指示された病状が最悪の極期に，医師は「今は何もせずに云々」という表現をしますが，あくまでも「今だけ」という限定条件での指示が，「何もしないで」のフレーズの印象のほうが強く残ってしまい，結果として「何もしない安静な休み」が必要であるという意識になります．実際に療養に必要なのは「静養」なのです．「静養」は，仕事から離れてゆっくり過ごすということや，過重な負荷のかかっていた状態からスロー

第4章 職場のメンタルヘルス

第4章　職場のメンタルヘルス

ダウンすることであって，何もしないということではないのです．

　どんなに優秀な人であっても，何もしないでただじっとしている期間が3か月も続けば，仕事について行けなくなることは容易に想像できるでしょう．本来ならば担当医師が治療の一環として復職に向けての助言をすることが望ましいのですが，そもそも治療を行っていない初診日当日から休養させる精神科医にそのような考えは生じるはずはないのです．

　このようなことから，無用な長期療養とならないことと，休職者が円滑に復帰できるようにするためには，休職中の働きかけにコツが必要なのです．

▶関連知識

◎ 産業医と精神科医，双方の誤解

　精神科医の多くは，産業医も（精神科医でなくても）医師なのだから診断はつけられなくても，それなりに理解し，配慮してくれるだろうと簡単に病名だけを書いた診断書や意見書を作成するようです．産業医のほとんどが精神科を専門としないのは周知の通りで，メンタル障害の対応が苦手という産業医が非常に多く，メンタル障害にどのように対処すればいいか，どう扱うべきか判断できないという悩みをよく耳にします．

　メンタル障害の診断書で圧倒的に多いのが「うつ状態」という診断名の診断書です．「うつ状態」は本来状態像であるため，精神科に従事する医療関係者にはその言葉の裏には何らかの意味があることを考えながら，当事者の生活歴や性格などの背景と実際の面談などから，どういったメンタル障害の「うつ状態」であるかを読み取ります．しかしながら，精神科を専門としない産業医には，「うつ状態」＝「うつ病」と同じに捉えてしまうことが非常に多く，このため「うつ病」の対処である“無理をさせない”“負荷軽減する”ケアを職場に指示してしまうのです．そうなると，自称「うつ」やパーソナリティ障害などのケースにとっては，至れり尽くせりの就労環境となり，病気であるほうが働きやすい状況さえ生まれるのです．このような問題が起きる可能性があることを念頭にお

180

4. メンタル障害の休職と復職

き，精神科医は診断書や意見書に附記として産業医に病態が理解できる補足内容等を記載し注意喚起することが必要と考えます．また，産業医もメンタル障害の診断書の精査を心がけることが望ましいと考えます．

適正な休職と休職期間

"私はそんなに重病なのでしょうか？"と不安の面持ちで，産業医との面接を申し出た人がいました．約2週間仕事上のトラブルで眠りが浅いこと，気分が乗らないということで心療内科を受診したところ，初診当日に「うつ状態」の診断名で，3か月間の自宅療養を指示する内容の診断書が発行されていたのでした．休職するほど悪い状態なのかとインターネットで「うつ病」のセルフチェックをしましたが，うつ病にも該当しません．しかしながら，専門医から診ると休職しなければならないほどの重病なのかと心配しての相談だったのです．面談の結果として，一過性のストレス反応程度で治療は不要な程度だったのは言うまでもありません．担当医師も休養を指示しましたが，投薬もしていません．ではなぜこのように，心療内科医や精神科医は病状が軽度であっても休職を指示してしまうのでしょうか？　一番の理由は職場の事情がわからないということです．医療の世界から出たことのない医師の多くは，世の中のことに疎いことから以下のような理由でまず休ませてしまうことがわかっています．

①患者がどのような仕事をどのようにしているか想像もつかないため，とりあえず休ませる
②治療を受けている状況を申告しやすい職場であるかどうかがわからないから，休ませる
③メンタル障害の治療中の従業員に対して負荷軽減などの配慮がされる職場であるのかどうかがわからないから，休ませる
④患者の安心の担保として休ませる

181

第4章　職場のメンタルヘルス

　療養の指示そのものは妥当であるものの，その期間が長すぎるのではないかと思われるケースが多々あります．これは，長めの療養期間を指示しておいて，回復すれば就労可能の診断書を出せばよいと考えているからです．ところが職場では，休職者がいつ職場に戻ってくるかは，休職者の担当していた業務の振り分けや復帰の際の受け入れの準備などを含めて重要な課題であり，できるだけ正確な復帰時期を知りたいため，このような余裕をもった長期療養の指示は職場の負荷を増加させます．

　適正な休職期間の指示を得るための工夫があります．3か月以上の長期療養指示が記された診断書が職場に提出されたら，医療機関に対して職場でのメンタルヘルス対策の現状や復職の規定，どのような受け入れ体制（復職の際の支援プログラムの有無など）が整っているかという内容を担当医師に通知することです．休職中の当事者本人に復職時のサポート内容を確認・理解させるためにも，通院時に担当医師にその内容を手渡すように指示すると一層効果的です．また産業医が専任されている職場であれば，診療情報提供の形でそれらの内容を伝えると，それに対しての返答の形で病状や治療計画などが得られることもありますので，そのような方法も有効です．また，職場サポート状況の情報を提供することによって，職場がサポーティブであることが認知されると，療養指示が撤回されることや，短い療養期間指示に変更になることが少なくありません．医療現場と職場の連携で復職が円滑となるよい例です．

▷関連知識

◎ 精神科医の認識の問題

　最近特に目立つのが医師の社会の変遷や労働環境の多様化に対する認識不足や誤解による問題です．メンタル障害の当事者をできる限りストレスのない職場に戻してやろうとして過剰・過保護に近い配慮を求めるために当事者（患者）を甘やかし，疾病利得を得させてしまうケースや当事者にとって善かれと考えて書いた診断書や意見書がかえって当事者

4. メンタル障害の休職と復職

を非常に不利益にさせるケースが存在するのです．これは精神科医を啓発するべきですが，先に述べたような忙しさのなかではなかなか上手くいきません．また，医師特有の傲慢さから耳をかさないという場合もあり，いずれにしてもこの問題は今後も続くのではないかと予想されます．

　いくつかの問題あるケースを列記しますと以下などがあります．

> ・不調なときや再発した際は，また休めばよいという安易な言葉をかけることで，度重なる欠勤や休職となり，結果的に本人に社会的不利益が生じるという問題
> ・基本的には復職後は通院のための早退・休暇に対する配慮はせず，欠勤扱いとする企業が多いにも関わらず，「通院のために1か月のうちX日は休暇を要する」などの条件を付けてくるという問題
> ・労働環境に起因しない精神障害（内因性精神障害含む）であるにも関わらず，当事者への疾病の説明をしない問題〔例：当事者は仕事のストレスで「うつ状態」になったと考え，私傷病であるにも関わらず労災を申請してくるケースが増えている（適応障害やパーソナリティ障害などの事例が多い）〕

第4章 職場のメンタルヘルス

🔷 休職開始前に伝えておくこと：「休職と復職の手引き」

　不調で仕事ができないために今から仕事を休むという状態の人に，何かを伝えることは酷な話と思うかもしれませんが，復職時の様々な手続きを話しておかなければならないのです．先にも述べたように私傷病による病気療養は，"疾病療養のために労働を免除されている"状態であるわけですから，休職者は自身の社会的立場を理解し，復職を意識して療養に専念しなければならないからです．また，就労が可能という診断が出てから，復職のことを考えるようでは早期復職が実現できません．復職に対する心身の準備ができている状態で職場復帰に臨めば，復職時に生じる緊張や不安などを軽減でき，

183

症状が再燃することを抑えることができます.

　復職を意識することや復職時になって慌てて無用なストレスを発生させないようにするためにも，病気休職開始前に必ず伝えておくべきことがあります．その内容は，休職の申請などの提出書類の説明，様々な期間と期限，休職期間中の生活の補償や身分の保証について，復職の申出に関する注意，復職に際してのサポート体制支援プログラム（復職試験等）などです．これから休職が必要という状態ですから，集中力も理解にも限界があるため，説明してもすべてが記憶に残らないというケースが少なくありません．対面で口頭説明は行いますが，わかりやすくまとめた内容を「休職と復職の手引き」という書面を作成して，その文書も手渡します.

療養状況を報告させる：「療養状況報告書」

　精神科医としての臨床経験からは，入院治療を必要とする場合を除けば，自宅で療養している状態で，自分自身の病状について改善傾向にあるかどうかという自己評価，担当医師から受けている療養指示，処方内容，復職の見込みが立っているかどうかというような内容を月に1回程度報告書として作成する程度の作業は，報告形式が簡素であれば十分可能であると判断します．もし，そのような簡単な作業もできないほどの重い病状である場合はその旨を記された担当医師からの意見書や診断書を提出することで免除するルールにすれば問題はありません.

　その運用として，休職者には休職起算日から1か月経過するごとに「療養状況報告書」（付録　図1，p.227）なるものを提出させることを勧めます．その報告書を作成することで，休職者は労働を免除されていることと，休職は復職することを条件に付与されているということを再度認識することにもなります．また，その報告を自分自身で作成することにより，徐々に回復に向かっていることが自覚できるというメリットもあります.

　また，その他のメリットとして，職場側は，復職の見込み時期がわかることで，職場の受け入れ体制や業務の割り振りの準備ができます．復職の見込みや健康状態の確認のために職場からコンタクトを取ったことがストレスだと抗議されることや，療養を妨害されたと言われるリスクも回避できるとい

うメリットもあるのです.

🔲 復職準備のための生活管理：「生活記録報告書」

　長期休職後に職場復帰し，短期間で再休職となるケースの多くは，急激な環境変化がストレスとなって症状が再燃したことによります．その急激な環境変化とは，仕事をしていなかった状態から仕事に戻ったという環境変化だけではありません．それは，休職中と復帰後の生活リズムの変化です．生活リズムがあまりに違い心身ともに疲弊して不調となるのです．担当医師は，療養するにあたっては規則正しい生活を送ることは当然のことと思っているため，昼夜逆転した生活を送り，必ず昼寝をとらなければ安定した状態を維持できていない場合でも目の前にいる患者の病状が安定し，症状が消褪してさえいれば，回復していると判断してしまうからです．

　休職中に生活リズムを就労状態と同じに整えていれば，復職後短期間で再休職となるケースの多くは防げるといえるのです．そこで，推奨するのが生活記録の報告です．小学生が夏休みの間に，生活スケジュールを乱さないように1日の生活記録をつけるものと基本は同じです．それを復職が見込める時期になったら記録し，報告してもらうようにするのです．

　メンタル障害で就労ができなくなってから回復するまでの経過を，縦軸を「好調−不調」の度合いとし，横軸を時間として表すとどのようなグラフが描けるでしょう？　最初は乱高下しますが，徐々に振れ幅は緩やかとなり，緩やかなカーブを描きながら不調側から徐々に好調へと回復基調となるのが一般的なメンタル障害の回復の経過です．

　復調に至る場合の数か月前からは多少のブレはあるものの，回復が近いことが予測できます．つまり，復帰可能と診断される数か月前ぐらいからは，余程の不測の事態が生じない限り，自他共に復職の目安は付くはずなのです．ですから，その目安が付いた時点から生活リズムと行動内容を客観的に評価ができる形の「生活記録報告書」の作成を義務付けるのです．復職が近い状態で簡易な記録ができないなどあり得ないことですからこの報告書についての免除はあり得ません．

　先の項（p.184）で述べた「療養状況報告書」と一緒にこれを提出させれ

ば，本当の回復か，条件が限定された状態での症状軽快かがわかります．復職可能の診断書が提出され，復職申請されても，生活リズムが不規則な場合は，療養を延期させるという判断になります．

出社を想定して図書館に通っていたので大丈夫ですなどという自己申告よりも，この「生活記録報告書」のほうが復職要否の正しい判断材料になります．

多くの休職者は，この「生活記録報告書」を作成する目的が職場に復帰するために必要な資料であるということを理解し，実際の生活行為の事実を記載してくれます．また，休職中の生活で，記載される項目は限られてくるはずなのですが，なかには了解の悪い人もいますので，以下に列挙する7つの項目だけは，はっきりとわかるように記載することを「生活記録報告書」の書き方として明記しておきます．

①起床時間　　　　　　　⑤昼寝の有無
②朝食摂取の有無　　　　⑥就寝時間
③午前中の活動内容　　　⑦睡眠状態（質と時間）
④午後からの活動内容

規則正しい生活を送っていれば，記載はこれらの項目順に記録されるはずです．

項目②の朝食の摂取について，病気になる以前から取る習慣がないと答える人が少なくありません．筆者の精神科医としての臨床経験と長期休職者の「生活記録報告書」の内容から考察されることは，朝食を取る習慣がない，または朝から食べられない人がメンタル障害となると，朝食を取っているメンタル障害群に比べて，回復までに時間がかかっているということです（余談ですが最近の研究結果から朝食抜き生活は認知症発症リスクファクターであることがわかっています）．項目③，④でチェックすべきは頭脳労働につながる知的活動が行われているかです．何もしていないより，運動をしているというほうがよいとはいえますが，実際仕事に戻ることを想定するならば，読書やPC作業などの知的活動が行われて当然です．書類を作成する，経済誌を読むなどの仕事から離れている間のブランクを埋めるような行動（知的活

動）が自発的に行われていないケースの多くは，復職直後に周りとの格差を感じて不調となるのです．復職直後の再燃のリスクを考慮する意味で，項目③，④での活動内容のチェックも重要です．

a) リハビリ出社，リワークプログラムの落とし穴

出社のリハビリとして図書館に通うというのを，よく耳にします．この方法で復職が円滑に進むかというとそれは疑問です．たしかに，生活のリズムが整うというメリットはありますが，それ以外の面で復職が円滑に進むという優位性はありません．図書館に行って読書をしているといっても何を読んでいるかが問題です．仕事に戻るために，自分の仕事に関連がある書籍を読み，知識や技術向上をするような知的活動ならよいのですが，好きな本を読んでいるというのでは，ただリラックスしているに過ぎないのです．また，図書館は基本的に"静かにする"場所です．復職して最初にストレスや緊張・不安を感じるのがコミュニケーションですから，これを想定してリハビリをするなら図書館では全く役に立たないのです．リハビリを始めるきっかけにはよい方法といえますが，復職間際で図書館通いができるようになった程度では，円滑に復職できるケースはほとんどありません．

近年リワークプログラムを提供する施設が増えてきていますが，医療機関との連携がある施設とそうでない施設ではプログラムの内容に格差があります．特にスタッフに医療関係者が全くいない，メンタル障害支援に関わる専門職でもないという施設もあるのです．以前，あるリワーク施設でプログラムを受け，プログラムが修了したことで担当医師から復職可の診断書が提出され，復職前の面談が行われたところ全く回復している様子が確認できないため，どのようなリワークプログラムを受けたのかを尋ねたことがあります．午前中は参加者全員で声を出して本読みをし，その後ワープロソフトで日記を作成，昼食後，午後から卓球をするというものでした．驚いたのはこれだけでなく，プログラム修了の目安は，午後からの卓球で相手と楽しく話しながらラリーができるようになるということだったのです．それができるようになったことは，コミュニケーション能力が回復した証拠ですと説明さ

第 4 章　職場のメンタルヘルス

れたというのですから，呆れるしかありませんでした．

　職場からリワークプログラムへの参加を勧めるのはよいのですが，プログラム内容の詳細を調べるだけでなく，施設の成り立ちやスタッフが専門職かどうかまで，しっかり確認したうえで推奨しなければ，「会社が推薦したのに」と抗議されてしまいます．

復職決定に関する合議体設置のすすめ

　多くの職場では，復職の判定の最終決定は産業医が行うことが通例とされているようです．これについて，社会通念上も法律上も特に問題はないのですが，復職後短期間に再休職となるケースを分析すると，再不調になった原因は，再発や症状再燃でなく仕事ができていないことに対してのプレッシャーであることがほとんどですから，健康上の評価だけでなく，業務に関連する評価を総合的に勘案して復職の可否を決定する上司・担当人事などの関係者で構成する合議体の設置を提案しています（勤怠に問題なく，心身は健康を維持していても，仕事ができない状態ではいずれストレスによって新たにメンタル障害が発生することも考慮した総合的な復職判定を行う合議体です）．この合議体の機能としては，復職に関するすべてをこの合議体で討議，評価，判定することです．

「復職に関する担当医師の意見書」の導入

　前述のように医師の多くは，世の中のことに疎いのです．また，現代のような様々な職種や就労形態が存在する時代では，患者がどのような仕事でどのような働き方をしているか言葉で説明されても，それを正しくイメージして理解できている医師は少数です．たとえば，職場の各現場は専門性が非常に高く，当事者は自分の業務以外の他の業務は絶対にできない職場であるにも関わらず，診断書に「配置転換が望ましい」という条件が附されれば失職してしまうような事態になるという問題があります．

　そこで，職場側が復職の条件として具体的に必要な条件や回復の程度などをチェックリスト形式で記入できる意見書を担当医師に作成依頼するのです．全く就労できる状態に復調していないものの，就業規則で決められてい

る休職満了時期が近づき，このままでは失職するという焦りから，担当医師に無理を言って「就労可能」と一語だけ記された内容の診断書を作成してもらうという休職者は少なくありません．そのようなケースでも，担当医師に細かい点についてチェックをしてもらうような「復職に関する意見書」（付録図2，p.230）の提出を復職の条件とすれば，健康状態が回復していないのに復職を試みるケースを制止できます．無理な復職は，当事者，受け入れ側の双方にストレスを生じさせるだけでデメリットしかありません．

関連知識

◎ 診断書・意見書における問題

　意見書のなかに含まれる診療情報の共有におけるトラブルについてお話します．精神科医はメンタル障害の患者を守るという立場から，治療開始時において当事者の診療情報を非常に厳重に取り扱い，医師である産業医であっても情報を提供しないということが多いのですが，復職においては患者の利益に関わる内容であることから，復職に関するサポートとして些細に情報を提供することが少なくないのです．しかし，患者によっては回復しても最小限の情報以外は知られたくないと思うのは当然です．このことを考慮しながら，"復職に関して必要十分かつ最小限の情報"を相互に配慮して求め，提供することがトラブルを未然に防ぐ方法です．また，医療者間では守秘義務は遵守されていることは当然ですが，そうであっても，情報をやり取りする際はしっかりと休職者（患者）から了解の同意を必ず書面でもらうことが重要です．このような確認を行うことは法的な問題だけでなく，職場と当事者の信頼関係の確立に役立ちます．

　ケースとしては少ないのですが情報開示拒否の問題もあります．職場も当事者も同意して，治療情報の開示を希望するにも関わらず，頑なに情報開示を拒否するという医師も存在します．これが法的にどのような問題があるかはっきりしないのですが，患者にとって明らかに不利益で

あり問題です.

次に復職時の診断書に附記される内容で問題となる具体的な指示についていくつか例示します.

(1)「職場の配置転換が望ましい」

よく目にする文言に「職場の配置転換が望ましい」というものがあります.最近の労働環境や細分化された仕事内容やその特殊性から,簡単に配置転換ができないことがあるのですが,そのような社会情勢を知らず簡単にこのような記載をする医師がまだまだいるのです.律義な患者ほど封印された診断書の内容も確認せずに職場に提出し,その内容を知って,自身が配置換えなど不可能であるだけでなく他の業務などできるはずがないと困惑することも少なくないのです.実際に特殊な仕事を担当している場合,職場側で新しい仕事を用意することができず,全く違った職種に配置転換せざるを得ず,スキルギャップからメンタル障害を再発することや失職することもあるという問題があります.

(2)「X年Y月Z日より就労可能」

休業者が復職するということは,病気で欠席していた学生が元気になって戻ってくるのとは訳が違います.職場では,休職者の担当業務・作業の分担代行として派遣社員を雇うなどの措置が講じられているのですから,それらを再調整して職場全体を見直す必要があるため職場側にも一定の準備(調整)期間が必要となります.これは至極当然のことなのですが,精神科医に限らずほとんどの医師は,一般社会では当然であるこのようなことを経験することがない閉鎖的な社会で暮らしているため,職場への配慮も記された診断書や意見書を作成することは非常にまれです.ひどい場合には"明日から"通常勤務させるべきだと言わんばかりの診断書を書く医師がいるのです.また,患者側の勘違いからトラブルが起こることもあります.それは就労制限の指示や休業させたのは担当医師であるから,復職の権限も担当医師がもっているのだと勘違いしているケースです.これが意外に多く,明日から職場に戻りたいと言って,「就労可能」の診断書をいきなり提出してきます.筆者の経験ではこの際にトラブルに発展するケースはほぼ100%"うつ状態"で休業

4. メンタル障害の休職と復職

していて，周りのことがみえない人たちです（パーソナリティ障害がほとんどです）．

復職を円滑とする附記の例示：「就労可能な健康状態と判断する．可能な限り速やかに職場調整を行い，復職支援を実施することが望ましい」

段階的負荷の復職支援プログラムのモデル

時間や業務負荷を段階的に増やしていく復職支援プログラムが導入されている職場が増えてきていますが，まだ復職支援プログラムが導入されていない職場も少なくありませんので，ここで「段階的復職支援プログラム」のモデルケースを紹介します．まずは図1をみてください．縦の軸は就労負荷として就業時間と業務量を乗じたものを，通常就労を100％した時のおおよその割合です．横軸は週単位で表した時間軸です．図1に示すように，復職期間は12週間を設定しています．

・ステップ1

通勤負荷や1日の就業時間に集中力や体力が持続するかは，職場復帰以前に休職者が自らトライアルをすませていること（そのようなステップはリワーク施設等で修了していること）が前提です．そのため，短縮時間勤務での経過観察は行わず，基本は業務負荷を軽減した状態で1日就業環境に耐えられる健康状態かどうかを判断するためのステップです．就労負荷についてはその期間中に職位相当の業務負荷の40～50％から始め，75％程度までが達成できたことを目安に次のステップへ進めます．

・ステップ2

ステップ2の期間中には職位相当の業務負荷の75％程度の内容の業務から始め，ほぼ100％の業務内容の達成と個人での業務だけでなく，ミーティングなどにも参加して積極的なコミュニケーションを行っても緊張や不安で不調が再燃することがないかをチェックします．

第4章 職場のメンタルヘルス

191

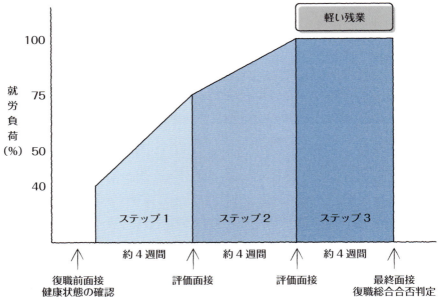

図 1　復職支援プログラムの段階的負荷漸増イメージ

・ステップ 3

　通常就労負荷に耐えられるかどうかをチェックするステップでフルロード（100％負荷）勤務としますが，復職可否の最終チェックのステップですから，業務の実情に合わせた負荷で就労しても健康状態に変化が生じないかをチェックします．基本は残業禁止ですが業務の進捗によっては連続とならない配慮を行い 1～2 時間の残業も可能とした実態に即した柔軟な就労負荷での就業の成果をチェックし，医学的評価と就労（業務）評価のいずれの面からも復職に関して疑義がなければ，正式復職とします．

復職支援プログラム中の留意するポイント

（1）勤務時間管理の厳格化

　出勤と退勤の時間は必ず上司または当日の職場の責任者や担当と決めた人がチェックするようにします．ステップ 1, 2 における復職支援プログラム

中には，再燃リスクが高いことから安全配慮の観点からも，特別に注意を払う必要があります．時間になったら退勤させることは特に重要です．「調子がいいのでもう少し仕事をします」などと申告してきた場合でも必ず定刻になったら終業させ帰宅させてください．

(2) 長時間の離席

不調でトイレなどの個室に籠もっていることや，オフィス外で倒れていることが少なくないため，復職者の異変を察知できるように，職場内で必ず誰かがモニターできる体制を作ります．職場がフリーアドレスである場合は，プログラム期間中のみ復職者は固定席で就労してもらうようにするなどの配慮を行います．

(3) 各ステップの終わり

健康評価のチェック面接を行いますが，次のステップに進めるかどうかの判定は，医学的評価と就労（業務）評価の2つの評価を総合して評価します．軽減されている業務でさえもこなせない状態では，医学的に再燃や不調が認められなくとも，正式復職した後には結局仕事ができない，パフォーマンスが上がらないなどの問題が生じ，それがストレスとなり，再燃という結果を引き起こすからです．

🗍 安全配慮観点からの復職支援プログラム中止

(1) 遅刻とメンタル不調

多くのメンタル疾患は，午前と午後ならば午前中のほうが不調です．午前中の不調や睡眠の異常は，遅刻として現れます．復職支援プログラム期間中は，皆勤を原則としますが遅刻や欠勤が生じることは少なくありません．遅刻が続くようなことがあれば，臨時健康評価チェック面接を実施し，再燃や再発の有無を確認したうえで復職支援プログラムを継続するべきかメディカルストップをかけるかどうかを決めます．このチェックで判断に迷ったときには，安全配慮を優先しプログラム中止を勧告します．先に提案した復職支援プログラムでは，短時間就労は推奨していませんが，もし短時間就労を設定するときは，就労開始時間は始業時間に設定すること，つまり午前中の短縮勤務にすることです．時間短縮勤務ならば通勤のストレスを軽減するため

第 4 章　職場のメンタルヘルス

午後からの出勤とする短縮勤務を設定しがちですが，朝からのフルタイムの就業となった時点で急に出勤できなくなるケースが少なくありません．円滑な復職を進めるために関係者の工数までかけて数週間プログラムを実施したにも関わらず，また再休職となってしまったのでは，負荷軽減まで考慮した支援の意味をなさないということです．

（2）連続欠勤は再燃の予兆

メンタル障害では再燃・再発へ移行する前駆状態では，1 日休息すればある程度までは回復するというケースはよくみられることです．ただ，それ以上の時間を要さなければならない状態は，一気に病状が悪化するリスクが高まります．復職支援プログラム中に症状が再燃して欠勤しているのに，メンタル障害以外の理由（風邪や捻挫など）をつけて欠勤するケースが少なくないので留意が必要です．そこで，2 日以上連続する欠勤では，必ず診断書等の提出を求めます．妥当性のある理由が示せないときは，メンタル不調のリスクを予見しプログラム中止を勧告します．2 日以上の欠勤でなくとも，週明けや祝日の翌日に欠勤するケースも実質は連続欠勤と変わらないのでその旨を本人にも予め伝えておく必要があります．

⬚ 業務負荷軽減の共通認識

（1）業務負荷軽減の考え方

単純作業なら「負荷軽減のため業務量を 80％にしてください」と上司にお願いしてもその通りに設定してくれます．しかしながら，サービス業などの仕事の量を切り分けるのが非常に難しい業務では，上司は頭を抱えてしまうのです．あくまでも目安であり，ストレスを段階的に上げて就労に耐えうるかを観察するということが本来の目的ですから，ビジネスサイドならば「こうする」という明確な内容であれば問題はありません．それが客観的にも妥当な負荷軽減であると判断できればよいのです．

（2）業務負荷軽減とその評価

軽減された業務における評価方法について上司と復職者の間で理解に違いがないことを確かめ合うことは非常に重要です．業務について 8 割に軽減して負荷しているという状況では，上司は職位相等の業務の 8 割程度の仕事を

与えているという理解になることが通常ですから，その与えた業務はすべてできなければ評価は合格になりません．ところが多くの復職者は与えられた業務の8割できればよいと都合良く理解する人が非常に多く，評価内容を講評されたときにトラブルが発生するのです．このような問題を解決するためには，プログラム開始時の関係者共通の認識として「与えられた業務は，すでに負荷軽減を考慮された内容ですから，それを完全に達成してもらうことがステップアップの条件です」と明言します．その他の留意点として，復職者も業務を達成できなかったことは自覚している場合で，上司の評価が予想以上に悪い場合には，「そこまで悪く評価されるのは，復職させないつもりだからだ」などと被害的になることがあります．これは，1つのステップの数週間の間に一度も面接でレビューもせず，いきなり1か月分の評価をすることが原因で生じるトラブルです．上司は復職支援プログラム中，どんなに多忙であっても週1回を目標に評価レビューを行い，改善点やアドバイスをすることを欠かさないようにします．当然ですが評価レビュー以外のコミュニケーションは可能な限り頻回に行い観察します．

第4章

・・・ ── 職場のメンタルヘルス ── ・・・

5

高齢者雇用時代のメンタルヘルス管理

🔲 雇用によるメンタルヘルス維持・向上

　人間は誰しも制約がないと怠惰になりがちですから，とても自分自身に厳しい人でなければ，生活が乱れてしまうことはある意味自然です．仕事をリタイアした後に，朝早く起きて活動し，適度に頭を使って暮らして生活リズムを維持することは，簡単なことのようですが，非常に難しいことなのです．特に趣味をもたない男性で飲酒量が平均より多い集団は，アルコール依存症になるリスクが高いことがわかっていますし，毎日不規則な時間に寝起きして，日光に当たる時間が少な過ぎると，睡眠障害やうつ状態になりやすくなることもわかっています．精神医学的観点から，高齢でも雇用されることは，生活機能維持向上効果があるといえます．雇用が続く＝仕事を続けることは，経済的な安定にとどまらず，メンタルヘルスにも有益なのです．

🔲 高齢労働者本人からの就労意欲の確認

　高齢者で先々の経済的心配がないという人は少ないでしょう．多くの人は，経済的不安を解消するために働くというのが第一義でしょう．ただ，次にあげられる理由によっては，モチベーションの低下による事故やメンタル障害の発生になりかねないため，60歳を過ぎたら年次で就労意欲の意識調査を行うようにすることを推奨します．毎年同じ質問にならないような工夫が必要ですが，要は就労の対価を得るため以外には，何もモチベーションを有していない人を見つけ出すということです．なぜ対価だけがモチベーションではいけないのでしょうか？　就労の意義は，労働力を提供する以外に，

就労を通じて，社会性の維持と自分自身のアイデンティティの確認をすることであり，特に高齢者では就労を続けることによって生きている実感を得ることができることで，それが健康維持そのものとなると考えられるからです．

高齢者雇用における職場での課題

(1) 職務変更の難しさ

雇用が継続になるということは，労働契約が継続することですから当然結果を出さなければなりません．本人に無理がないように働いた分だけ賃金を支払うという労働賃金を歩合性にする案を考慮している企業もありますが，成果を歩合にできる業務とそうでないものがあります．また歩合にすると拘束時間は同じでも経済的に見合わないケースも出てきます．そこで負担の少ない職務への変更の提案も考えられるのですが，身体を使うことを主としてきた人が高齢になってからデスクワークに配置を換えられても上手くいくケースは少ないのです．同じ内容の仕事を続けてこそ前述したようなメリットがあるのですから，その業務内容が加齢により難しい状態となったときの適切な対応方法は大きな課題です．

また，環境変化に対する適応力は低下していますから，ちょっとした手順

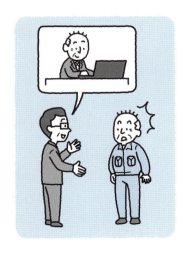
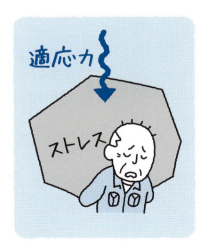

第4章　職場のメンタルヘルス

の変更でもストレスが生じやすくなります．そもそも現代社会において高齢
で暮らすということだけでもストレスは大きいのですから，小さなストレス
によって思いもしないメンタル不調が生じる可能性があることも考えておく
必要があります．

🗄 高齢者に潜在しているメンタル障害

(1) メンタルヘルスチェックの導入

「初老期うつ」や「アルコール依存症」をすでに発症している場合は，何ら
かの症状が認められることや勤怠に問題が生じるなど客観的にわかるサイン
があります．また，診断基準に照らし合わせれば，病気であるかどうかは
はっきりします．ここでいうメンタルヘルスチェックとは，病気であるか否
かをチェックするのでなく，予備軍である状態のうちに発見するための
チェックです．

潜在しているメンタル障害を予見するために推奨されるチェックリストを
以下に記します．

(2) 初老期うつ予備軍簡易チェックリスト参考例

・気分が滅入る	・趣味にも興味がなくなる
・集中力が続かない	・何に対しても意欲がわかない
・訳もなく緊張する	・存在に罪悪感を感じる
・生きていることに虚しくなる	・訳もなくイライラしたり，泣き
・睡眠が浅い・安定しない	出したりする
・食欲に大きな変化がある	・何もしていないのに疲れる
・喫煙量や飲酒量が増える	・下痢や便秘を繰り返す

上記4つ以上にあてはまれば，2週間ごとにフォローアップし，悪化があ
れば専門医を受診するよう助言します．

198

(3) アルコール依存症予備軍簡易チェックリスト参考例

- ・アルコールが原因と思われる肝機能障害が継続していて，悪化傾向にある
- ・寝酒をしないと眠れない
- ・飲酒して記憶をなくすことが頻繁にある
- ・家族や近しい仲間から飲み過ぎや飲み方について注意を受けたことがある
- ・仕事がないときは，昼間から飲酒する
- ・飲酒して車を運転したことがある

　上記2つ以上にあてはまれば，2週間断酒（節酒ではない）を指導し，できなければ家族も含めた指導を実施します．

関連知識

◎ 高齢労働者の健康診断項目を考える

　健康診断は，その時代の国民病といわれる疾病の予防を反映していることが多く，特定保健健診（メタボ健診）の実施もそれに準じています．ですから，現行の健康診断において，高齢者が健康に働き続けることを意識した内容で施行されている検査はありません．では高齢労働者に特化した検査項目として導入メリットのある検査は何か，またその検査を実施した際のデメリットは何かを以下に記します．

(1) メリットのある検査

・精密眼科検査の導入

　現在の健康診断（人間ドックオプション含む）でも視力・眼圧・眼底検査は行われていますが，眼科医が検眼しているのではありません．緑内障や白内障，黄斑部疾患は，これらの測定結果と画像所見でも判断することができます．

　高齢者で問題となるのは，画像所見ではわからない視野欠損です．脳

梗塞，脳血管障害，脳腫瘍など眼という感覚器が原因でなく，脳に原因がある場合の視野欠損です．まず眼科的に精密検査をした後に眼に問題がなければ，脳神経外科にて精査を受けるという流れになります．

　見える範囲が徐々に狭まってきていることに気付かないケース，広範囲の視野欠損でなければ，首を動かし頭の位置を変えることで，欠損部分を補正するために本人が自覚しないケース，ストレスがかかると障害のある血管に血圧がかかりその結果視野が欠損するケースなど様々なケースがあります．視野欠損の確認が重要なのは，頭の位置を動かすことができないような作業や遠近感や立体視が重要な機器を使った移動・運搬作業に従事する場合です．視野欠損があることで認知できない部分が存在すると，危険を見逃したのと同じ状態となり大事故を引き起こす可能性があるからです．このように精密眼科検査を行って評価し，必要ならば脳外科的検査も行うことにより，作業事故発生のリスクを低減することができると考えられます．

・脳血管検査

　すでに脳ドックとしてオプションで検査項目として存在するものです．脳血管検査では，脳出血の原因となる脳動静脈奇形や脳動静脈瘤や脳血管の老化（アミロイド血管症）を発見できます．老化している血管に急な圧力をかけることは，血管の破裂や破綻のリスクを高めます．重量物の持ち上げ作業など一気に踏ん張って力を入れる作業は，リスクファクターとして考えられ，脳動静脈奇形や脳動静脈瘤が認められる場合には，従事を避けるべき作業の指標として用いることができます．

　また，従来の健康診断項目で血圧やコレステロール値が少し高めで要注意程度の指導であったものが，脳血管所見を加味すれば，厳重な注意と即刻の生活習慣の改善を積極的に行えるようになるなど健康管理に大きな違いが現れてきます．

・脳 CT，脳 MRI 検査

　この検査もすでに脳ドックとしてオプションで存在します．現在，この検査をオプションで選択する理由のほとんどが，脳腫瘍の早期発見のためのようですが，高齢労働者の検査としては，脳腫瘍の早期発見も重

要ですが，脳梗塞や認知症のチェックを目的として実施します．微小な脳梗塞は，目立った障害が前面に立ちませんが，多発化すると脳の高次機能障害が出現します．この機能障害は，仕事はもちろん社会生活にも影響を及ぼすので，早期に予兆を把握して対策（治療）することが重要です．従来の健康診断ではわからない脳梗塞の原因となるような基礎疾患や生活習慣の問題がないかも精査し，それらの結果に助言や指導することで，多発性脳梗塞の発症リスクを低下させます．

　認知症のなかでもアルツハイマー型認知症は，65歳前の発症を早期発症型と称するように65歳を超える年齢では発症することはまれでないという認識です．70歳までの雇用を考えるならば，職場に認知症の同僚がいることが通常である時代がやってくるのです．認知症を発症してしまったら，仕事ができるのかどうかという問いに答えるなら，現状では治療を受けても機能維持が限界で，回復が難しいことから，個人の利益の尊重を考えても安全配慮不全であることから，就労は難しいと言わざるを得ませんし，ストレスは認知症症状を悪化させるという知見からも就労を続けることは勧めません．

　アルツハイマー型認知症においては，症状が現れる前段階から海馬の萎縮が認められるケースが多いことや，時折の軽い物忘れ程度以外に目立った症状がなく，生活には全く支障がない初期状態でも，大脳皮質の萎縮は認められることから，脳CT，脳MRI検査を行うことで早期発見を行うことが重要です．抗認知症薬は，病初期から服用を始めるほうが効果は高いため，後々の日常生活動作(activities of daily living：ADL)に大きく影響します．

　脳CT，脳MRI検査を受けることで，認知症の早期発見と進行を遅らせる処置（薬物療法）ができる可能性が高まります．

(2) 検査によるデメリット

・検査後の事後措置の難しさ

　検査は，受けたことによって疾病が早期に見つかり，治療に結びつき，失われかけていた機能が正常に回復してこそ，受け手にとってメリットとなります．しかしながら，疑わしい結果や異常でないものの有所見と

いう結果を受けると，多くの人が先々の不安にかられて，検査を受けたことを後悔する可能性があります．実際に60歳代後半の女性が脳ドックを受け，微小な脳梗塞痕が2か所あるが精査不要という結果に反応を示し，「うつ状態」となったケースがあります．自分の意志で検査を受けたケースでもこのような結果となるのですから，義務として受検するとなればこれ以上の問題が発生することは明らかです．事後措置にはメンタルケアもパッケージさせなければならないでしょう．仮に早期発見ができたとして，それをどう伝えるか，治療に結びつけるにはどうするべきかという事後措置の手順にも相当な議論が必要です．家族がいる場合は，家族にサポートを求めることもできるでしょうが，独身で独居という場合にはどうすればよいかなど問題は少なくありません．

・個人情報の扱いの難しさ

　仮に脳CT，脳MRI検査を法定健診として実施することになったとしましょう．認知症の疑いの所見を確認して，次の検査が施行される前に病状が進行してしまったとき，これまでの健診結果等の個人情報を，本人の同意が得られていない状態でどう取り扱えばよいのでしょうか？人道的には，医療機関で治療を受けるのに必要というならば，本人の利益を考えて検査結果を診療情報として提供するでしょう．ではその他の場合はどうでしょう？　後々いつから発症したかの判断より，何らかの利益を本人でなく家族が得る状況となったときにはどのように扱うのがよいのでしょう？

　検査結果という個人情報をどのように扱うべきかという問題について，様々なケースを想定した規約設定や同意の取得を行う必要があり，検査1つの導入において，非常に大掛かりになるかもしれないというデメリットがあるのです．

5. 高齢者雇用時代のメンタルヘルス管理

▷関連知識

◎ 高齢者雇用における職場のメリット

(1)「ものの考え方」の伝承

2024年4月から雇用法が改正されましたが，その頃に放映された
ニュースのなかで，「職人さんの定年が延びれば技術の伝承が進みます
ね」というコメントを聞きました．なるほどと一瞬感心させられそうに
なりますが，これは産業の世界を表面的にしかみておらず，産業の現場
を知らないということを露呈したに過ぎません．「職人技」というものの
伝承には10年，20年という相当な時間を要するので，雇用年数が数年
延びたところで，それが職場全体に与えるメリットはあまり大きくない
からです．現在「物作り」の分野では，日本にしかない本当に伝えなけ
ればならない特殊な技術の伝承が途絶えようとしている問題と高齢者雇
用の問題は分けて考える必要があります．高齢者の雇用でのメリット
は，この伝承される「手先の技術」ではなく，「ものの考え方の技術」に
メリットがあると考えられます．

仕事の現場で現在あるシステムや自動化された手順の基本を考えてき
たのが，その世代であることから，今後さらなる改良を重ねるときのヒ
ントがその礎にあるからです．手順の効率化や現在の形に落ち着くまで
に，紆余曲折を経てやっと解決したことや失敗の経験を伝授すること
は，同じ無駄を再び繰り返えさせないことと，時代を経れば過去の不可
能が現在の可能のヒントにつながるからです．

実際に，筆者の専門分野である精神科薬理学において，1970年代に
臨床治験が中止された薬剤について，どのような点で中止になったのか
当時の記録から，関係する研究者や医師（ともに皆高齢）から再度情報
を収集し，当時ではできなかった検査や評価などの方法を変えてみれば
どのような結果となるのかと再度治験を行い，承認を得た薬剤があります．

長年仕事をしている人たちならではの勘どころ，工夫と試行錯誤を繰
り返したノウハウの蓄積である「ものの考え方」は資産なのです．

(2) 雇用安定の安心感

　最近景気がよくなってきているとはいうものの，個人レベルで経済環境がよくなっているとはまだまだ感じられるレベルではありません．世代に関係なく，雇用に対しての不安は抱かれています．これらのような状況では，賃金が据え置きになっても雇用の継続への安心があれば，士気は維持できます．高齢者の継続雇用は，本人のみならず中高年においても，安心の担保となり，その効果で仕事へのモチベーションが向上します．これらの心理効果は，最終的には生産性向上につながり，職場の活性につながると考えられます．

(3) 職場の抑止力

　何事においてもスピードを要求される時代ですから，考えついたらすぐに実行という風潮があります．個人の活動の結果においては自己責任で片付けられますが，これが連帯関係をもつ職場では熟考せずに見切り発進することは非常に危険です．実際に新製品や新サービスが登場するや否や回収や中止になるのを経験することは少なくないはずです．ま

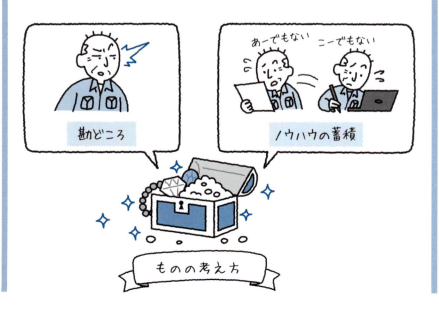

た，職場での事故を作業管理と安全配慮の観点からみれば，共に相互評価をしないことで安全性の問題や甘い見積もりがあり，それが事態を大きくしている原因です．すべての事例で内部にどれだけのチェック機構があったかを知る術はありませんが，筆者が知る限りでは，若い人が中心の企業や近年大規模な高年齢者のリストラを行った企業でこのような問題が起きています．功を焦るがあまりに失敗するときは，年の功による抑制が必要なのです．職場においては，若者の活力がアクセルとなり，年長者の経験がブレーキとなるのです．ブレーキの抑止力は，経験が多ければ強くなるため，高齢者はその役割に適確ということです．

第5章

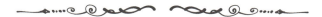

メンタルに問題を抱える人に対する職場関係者の関わり方

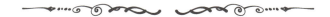

第5章

●●●── メンタルに問題を抱える人に対する職場関係者の関わり方 ──●●●

1
間違ってはいけない
職場の問題者への対応

🔷 最初の注意でトラブル回避

メンタル障害に限らず，機能障害をもつ人たちは，いつも何らかのストレスを抱えています．福祉の進んだ現在であっても，実生活はまだまだ暮らしにくいというのが事実であり，また心ない人からの差別的な扱いを受けた経験のある人も少なくありません．そのような社会から受けるストレスが原因となって，人間不信となっているケースが思いのほか多いため，また適切な人間関係を保つための距離の取り方に問題があり，近すぎたり遠すぎたりするため関わり方が難しいのです．また，普段から他人の言動には非常に敏感となっている人が多いために言葉を選んで使う必要があります．実際の事例から念頭におくべきことを例示します．

（1）最初に役割を明確に伝える

これが相談を受けるときに一番大事なことかもしれません．日本で育った人の多くは欧米と違って社会的自立という面で未熟で，自分でやらなければならないことと他人に頼んでもよいことの線引きができない人が多いのです．ですから，1人で抱えずに相談するべきことをせずにストレスで押しつぶされる人か，自分でできることでも他人におんぶに抱っこと他力本願でいつまでたっても成長しない人たちでほとんどを占めます．また日本では相談やカウンセリングのプロフェッショナルと名乗っている人でもこのことを理解していない人が多いことから相談者とトラブルになることがあるのです．

他力本願型の人は，相談することだけですべてが解決すると思っていることがあります．最初は遠慮がちであっても，ある時点から急に依存的となっ

て，次第に"それは自分で考えるべき"という事柄までサポートを求めてくるようになることがあるので，職場で，上司や人事担当者がどこまでなら対応できるかという線引きと対応方法を明確にしておくことが肝心です．最初にそれを説明すると，"それぐらいのサポートならないに等しい"などといって立ち去る人もいるでしょうが，それでよいのです．業務としてできる，職場でできるサポート内容を理解して相談してくる対象だけをサポートします．

(2) 曖昧な表現は避ける

聴き方によっては，意味が幾通りにも取れるような曖昧な表現は絶対に避けるようにします．曖昧でないことでもできるだけ限定した表現のほうが，問題は起きにくいのです．たとえば「時間があるときならいつでも相談に対応する」と上司や人事に言われたが口だけだったというフレーズをよく耳にします．この「時間があるとき」の主体が"誰か"が曖昧で起きた問題です．このフレーズは社会通念での解釈は「いつも暇ではないけれど空いている時間があったら対応可能ですよ」と読み取るのですが，メンタルケアを必要とするような人は，「困ったときなら何時でも相談にきてもいいですよ」と言われたと勘違いします（普段あまり優しく対応された経験をもたない人ほど，優しい言葉に対して自分の都合のよい解釈をするのです）．

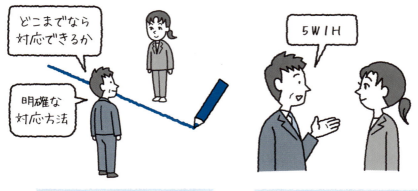

最初に役割を明確に伝える　　　曖昧な表現は避ける

第5章　メンタルに問題を抱える人に対する職場関係者の関わり方

『若者』との関わり方

(1)「社会人」概念の世代間の違い

　「社会人になる＝大人になる」ということは，自立し，責任を負い，何らかの社会貢献をすることであり，それは何世紀も続いたヒト社会における普遍の定石でした．学生時代というものは，この「大人になる」までの猶予期間で，自己の主張や夢を語りながらも現実を受け入れなければならないという葛藤のなかで成長し，やがて大人としてのアイデンティティを確立していくものだったのです．ところが，最近の新社会人は知識こそ一人前以上に有しているにも関わらず，心理的には"大人のようなこども"が大半を占めるようになっています．彼らはまさにモラトリアム人間といっても過言でないのです．また，社会人になって社会的な地位を得ることは，集団のなかでの確固たるアイデンティティを獲得することです．そのアイデンティティが，人間としての存在理由を強固にし，さらなる活力の源となり，活動のモチベーションとなるという考え方が常識でした．車を買う，家を手に入れるなど財産を残すことも成功の証で，"良い暮らし"がしたいという希望は働くモチベーションを高めたのですが，最近の若い人たちが社会において求めるものや，何を目標とするのか，彼らにとっての"社会で生きていくこと"が何であるか，皆目見当がつかなくなってきているのです．これらから言えることは，最近の若者にモチベーションを与えるために話をするにしても，メンタルな問題を起こしたときにアドバイスするにしても，従来の対応の方法では彼らに理解や共感を与えられなくなってきているということです．

(2) 社会的アイデンティティと人間関係

　集団に属するとそのなかで何かしらと人間関係が生まれます．比較的接点の濃い集団は"群れ社会"を形成し，そのなかで"自分の立ち位置"つまりアイデンティティを確立し，存在理由を改めて確認します．この集団に属するということは，"生きていく"ことに対して，ある程度の保障を得たことと同じになるため，高等な動物になるほど群れ社会を築こうとします．ヒトの社会も同じ理由から人間関係をポジティブに築いてきたと考えられます．ところが，動物社会のように絶えず天敵からの脅威に生命を曝されているわけ

210

でない現代のヒトは，その生物としての本能行為である関係の重要性を認識（実感）できないでいます．

　実際，文明が進み毎日の生活のなかで生命の危機が回避できるような様々なシステムができるにしたがって，核家族化は進み，さらに都市化によって人間関係は希薄になってきています．その状況に杞憂する人たちはまだよいのですが，問題なのは，人間関係を拒絶して孤立を好む人の存在です．そして，最近の若者は圧倒的にこのタイプが多いのです．人間関係が希薄となればなるほど"人らしさ"を獲得できないのは明確ですが，そのような心配をする感覚自体が，若者には理解できないようです．

　というのも彼らにとっては，もともと人間関係というものは"希薄"であるのがデフォルトであって，"濃厚"な人間関係は，煩わしいのです．また，以前"社会的な孤立"といえば，好ましくない理由があるために孤立したのですが，現在では超個人主義（孤立）も社会的アイデンティティの1つの立ち位置という解釈ができてしまっているのです（彼ら的には孤高の人という自覚）．メンタル障害者で引きこもっている人は，ベースとなるメンタル障害の症状に支配されていることで引きこもらざるを得ず，その状況を苦悶しています．ところが，最近の若者の"引きこもり"では，"引きこもる"理由は，ほかからの干渉を受けないために好んでその状態に至り，引きこもっていることは苦悶でないというケースが多いのです．困っていることといえば，経済的な問題でこのまま引きこもるのは難しいということです．

　このような現代の若者の思考や感覚を共感するのは困難ですが，接する際には介入の度合いに留意しなければ，濃すぎる人間関係の強要と解釈されるため，かえって拒絶されるため距離の取り方に注意が必要です．

第5章

・・・── メンタルに問題を抱える人に対する職場関係者の関わり方 ──・・・

2

メンタルヘルスのセルフケア・マネジメントの推進

⬦ セルフチェック・セルフケア実施の啓発

メンタル不調からメンタル障害へは，自分でも気づかぬうちに進行することが圧倒的に多いため，それを未然に防ぐには普段から個人が自分自身のメンタルコンディションをモニタリングし，その変調をいち早く察知するためのセルフチェックの実施が不可欠です．セルフチェックの結果から，その原因を分析し，自己で可能な限りの解決を図ることがセルフケアです．そのためのツールの1つがストレスチェック健診ですが，実際にストレスチェックの結果が有効に活用されているケースはごく少数です．

これからの時代は自分の健康は，自分で守るということが求められているという実情からも，セルフチェック・セルフケア実施を推進する啓発が必要です．

⬦ セルフチェック

潜在しているストレスを自覚するためのストレスチェック健診のように，セルフチェックも，具体的なチェック項目があればそれに従ってチェックでき，その結果に従ってセルフケアを行った後，効果の評価も自身で認識できるため自己完結できます．

健康な状態が基準となるため，いつもと違うからチェックを始めるのではなく，普段の自分を知っておいてから比較しなければ意味がありません．自分をチェックする"基準"が必要なのです．人間は自分で自分のことはわからないものです．ですから，変化を知るための具体的なメンタルとフィジカ

ルの両面のチェック項目でセルフチェックを実施してもらいます．そうした
チェックが習慣化されると，早期に変化に気づき，すぐにその原因を探って
対処するという思考が身につきます．メンタル不調の代表的な症状と関わり
が深いチェック項目の例としては，次のようなものがあります．

・倦怠感や疲労感（段階式の評価）
・睡眠障害（眠れない，中途覚醒，熟眠障害，早朝覚醒などのチェック）
・集中力低下や決断力低下（有・無）
・食欲低下（有・無）
・下痢や便秘（重複可）
・酒量や喫煙量の増加（有・無）
・自責の念（有・無）
・興味の減退（有・無）

　これらをセルフチェックしてもらい，自分のメンタルヘルスの状態を自覚
させます．なお，上記の項目はあくまでも例ですから，各個人，各施設でカ
スタマイズして活用することが必要です．

(1) セルフチェックの活用

　ストレスに脆弱性をもつ人であっても，このセルフチェックを活用し，セ
ルフケアを継続することで，自分でストレスに対処できたという，自力で導
いた"成功体験"によって，自己解決能力が高まることが期待できます．ま
た，毎日のセルフモニタリングは，すでにメンタル障害を経験したケースの
再発防止にも非常に有効です．

『セルフマネジメント』－自分を見失わないためのマネジメント－

🗂 「行動指針」のセルフマネジメント

　一歩先を予測して行動するということは，ポジティブな行動の初動です．
競争社会のなかでは，先の一歩でなく百歩先を予想して動けなどと，超能力

者になれと言わんばかりの勢いで先のことばかりを考えさせる思考を押しつける風潮があります．そのような格言めいたことは，たくさんの人の将来を預かる立場となるほんの一部の人向けであって，社会に出て間もない人たちの目標となる姿勢としての助言には適切ではありません．ところが，自己啓発セミナーなどでは，人生経験やその人物背景などを全く考慮せずに，「10年先を見据えた行動をしていなければ明日はない」といった内容のメッセージを送り受講者を発憤させようとします．そもそも，自己啓発をしよう（セミナーを受けよう）と考えている人は，めっぽう真面目である人や何か自分で解決できないことがあってヒントを求めている人です．実際に，セミナーを聞いた後にどれほどの人がそれを実践しているかは知る由もありませんが，筆者の経験では真面目で向上心のある若者ほど，これを真に受けて実践しようと試みるのですが，上手く行かず，自分はダメな人間だと落ち込むのです．

　社会経験の少ない人には，まず地固めが必要ですから，先のことよりその場の一歩一歩の踏み固め，つまり地道な一歩を見据えて行動することが第一です．また迷いは先のことが気になりすぎて生じ，目前にある大事なことが見えなくなっていることが多いのです．ですから，今が大事な人たちに，先のことを意識させすぎることは，足を掬われ，大きなトラブルを発生させる原因になってしまうのです．未来のために行動の指針を立てなければならないという意識が生じるときにこそ，今現在の足下をきちんと評価・検討し，何が今必要なのかを見つけ出すことが重要であることを伝えます．

　将来のことばかりが気になったときには，周りに感化されすぎていないか，現在の自分をきちんと認識をしているかをチェックすることが「行動指針」のセルフマネジメントです．

「決断」のセルフマネジメント

　人生の岐路に立たされるような状況は，一生のうちに数えるほどしかありませんが，普段の生活をするなかでは意志確認をされることは幾度となくあります．どのような命題においても，"決断"するにはゆっくりと時間をかけて答えを出したいものですが，現代のようにスピード社会では即決・即断を

求められてしまいます．本来は，このような世知辛い環境が改善されるべきなのですが，そのような動きはないどころか，しばらくこの世の中ではさらに加速していきそうな勢いが感じられます．時代の波に逆らって上手く暮らせるほど個人の力は大きくないため，即断・即決を完全に拒否することは困難です．ここで，「完全に」といったのは，決断において Yes か No かの答え以外にも，即断・即決を拒否するというのも回答の選択肢であることを認識すべきだということです．つまり第一に考えることは，相手の求めに応じることを重視し過ぎ，熟考することが蔑ろにされることがないようにすることです．もちろん，考える時間を取り過ぎるとかえってよい答えが出ない場合もあります．ではどうすればよいのでしょうか？ どんな命題においても「誰のためか」「何のためか」という 2 つのことだけにプライオリティーをおいて熟考し，それにかかる時間は最低限必要であることを意識することです．このようにすれば，もしある決断により好ましくない結果を生んだときでも，何が問題であったのかを究明しやすく，次に同じ轍を踏まないようになります．普段からどのような些細なことに対しても，「誰のためか」「何のためか」を意識して行動する癖を身につけることが，「決断」のセルフマネジメントです．

「ロジック」のセルフマネジメント

ロジカルシンキング（logical thinking）＝論理的思考のことを，単にロジック（logic）とよぶようになって久しく，分野によって多少意味合いは違っても，おおむね「理にかなった考え方（方法）」を意味します．人がどのような方法で行動するかは，それまで一番効率がよかったという印象が残っている，または結果が成功であった際のロジックを優先選択するという脳の癖があります．加えて，無駄に疲労したという印象や結果が失敗に終わったという経験のあるロジックは，不快や不安を司る脳の部位と強くリンクすることで，生理的に合わないことのように選択肢から外されてしまうのです．失敗や好ましくない結果を経験すると「不安」を司る脳の各部位がリンクして活性します．脳は不安を引き起こすことを排除する方法として，そのときのロジックを封印するのです．それをよく表した慣用句が「羹に懲りて膾を

第5章　メンタルに問題を抱える人に対する職場関係者の関わり方

吹く」です.

　普遍性の高い事象に対しては, その優先選択されたロジックは「無難」といわれるのですが, 多様性や変化を求められる場合には, ワンパターンや紋切り型といわれてしまいます. では臨機応変な対応ができるようにロジックを切り替えやすくするにはどうすればよいのでしょうか？　臨機応変にできるようにするには, 封印されたロジックをサルベージして選択肢に加えて使えるようにすることです. その方法は次の通りです.

　まず頭に浮かぶロジックに対し, それに相反するロジックを考えてみます. どうして, この考え方が第一位に想起されなかったのか, 無意識下でなぜ排除されたのか, 排除された根拠は論理的であるか, それとも根拠自体がない生理反応としての拒絶なのか, それらを検証することが「ロジック」のセルフマネジメントです.

「能力向上」のセルフマネジメント

　能力向上というと, 多くの人は何かの技術について鍛錬することをイメージしますが, 本当の能力向上は手技の習得だけでは望めません. 人間が能力を向上するためには, 常に新しい経験を重ねることが必要です. ところが, 人間には「怠け癖」と「自惚れ」という困った性質が備わっていて, これらが新しい経験をするのを邪魔します. 特に後者は, 向上を得るせっかくの機会を台無しにする非常に厄介な性質です.「自惚れ」を増長させる最大の因子は「労せず得た成功」です. 苦労をせずとも上手にできるという錯覚と, 先に述べた「怠け癖」が相乗して, 偶然の成功を得たときと同じようなロジックや行動をとってしまうのです. この状態を続けると新しい経験を得られる機会を失うだけでなく, 経験則がいかに重要なのかを知ることもなくなってしまいます. また,「労せず得た成功」は根拠のない自信を生み出します. それは, 一見すると頼もしくみえることがあるため, 周りは期待してしまうのですが, 結果は当然期待外れとなるため酷評されます. さらに, 困ったことにその酷評に対して, 自分の価値がわからない輩に何を言われても気にも留めないと高飛車となり, せっかくの内省するチャンスを失います. 程なく周りから見放され, 経験を得られる機会にさえ恵まれなくなり, 結局は能力が

216

低く留まったまま"プライドだけが高い人"となってしまいます.

　能力向上のための経験値の上げ方の工夫は,すでに経験済みのことに対して,一度できたことは次もできるという過信をしないことと,できたことだけに満足せずに,慣れたことでも何度も汗をかいてやってみて,さらなる良法をみつけるつもりで継続することです.同じ事象に対して違った視点で再度実行することで経験則は確固たるものとなり,小手先の技巧に溺れることを防ぎ,能力を向上させる礎となるのです.自惚れていないか? 勤勉に挑んでいるか? と自問自答することが,「能力向上」のセルフマネジメントです.

「アイデンティティ確立」のセルフマネジメント

　技術革新による生産性の向上は社会に多くの恩恵をもたらします.しかしながら,その影にはその技術に関連する多くの技術者層が職を失うという不幸が存在してきました.ただ,それまでその仕事を担ってきたすべての人が行き場所を失うのではありません.そのなかでも超一流の職人肌の人は,同じ分野でも生き残り,それ以外の人が行き場を失うのです.18世紀後半に起こった産業・経済・社会革命以来,世の中はこれの繰り返しです.社会の中でのアイデンティティを確立するには,世の中の流れに気付きが生まれるような生き方を習得するか,その分野の一流になるかです.悪い生き方の典型

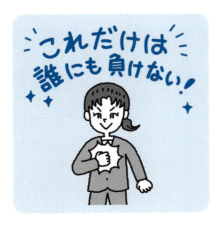
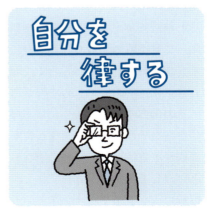

第5章　メンタルに問題を抱える人に対する職場関係者の関わり方

例は，人に言われたことだけを疑問ももたずに，何も考えずにただこなすだけという生き方です．誰にでもできることをただ漫然とやっているだけ＝いつでも代替可能な存在ということを常に忘れず意識しなければならないのです．前項（p.214）で示したように，何をやるにしても全身全霊をもってあたっていれば，世の中の流れや変化に気付きが生まれます．そうすれば，今は動けなくとも自ずと次の機会には何をすべきかがわかるようになります．

　一流になるのは簡単なことではないというのは自明の理ですが，世の中にあって，どんなことでも「これだけは誰にも負けない」という気持ちをもつことは重要なポリシーです．実際に一番であるかどうかではなく，その意気込みをもって生きることが，アイデンティティが確立しているといえるのです．

　「誰でもできることをやっていると居場所はなくなる」「安楽にだけ過ごしているといつの間にか世の中の流れがわからず，行き先を見失ってしまう」ということを念頭におき自身を律することが現代での「アイデンティティ確立」のセルフマネジメントです．

「ワークライフバランス（work-life balance）」のセルフマネジメント

　生き続けていくなかでは，数多くの新しい出来事と関わらなければなりません．関わるすべての事象と初めて遭遇したときには，すべてを把握することはできず，それには，時間を要し，慣れるまでにもまた多くの時間を要するため，"かかり切り"となる時期は成長には欠かせないのです．「かかり切り」という言葉が表すように，短期間に密度を高めたときに人は成長するのです．これは脳の特性で，だらだらと長期間の低密度での曝露に対しては，成長発現が得られにくいのです．つまり，何か新しいことを習得しようとするときには，一時期に詰めて行うことが脳の特性上有効であるということです．その例の1つに世の中には，様々なキャンプトレーニング（運転免許取得の合宿もそうです）が存在します．社会人として確立するには，成長のために何かを犠牲にしてでも，がむしゃらにやらなければならない時期が必要だということです．

　近年ワークライフバランスという言葉をよく耳にするようになりました．

218

仕事をすることに偏重しすぎて，私生活や家族生活を軽視しないようにするために，「仕事と生活の調和」の大切さを認識させるためにワークライフバランスは提起されたのですが，その趣意が変化しているように思います．最近では，自分の自由な時間を確保することが最優先で，それが妨げられる仕事は拒否すべきだというニュアンスに変貌してきているのです．特に若い人たちにこの傾向があります．前述のように「かかり切り」に，「がむしゃら」にやればやっただけ成長するのに適しているのは，脳年齢が若いときなのです．それにも関わらず，間違ったワークライフバランス概念をもちだして，自分自身で成長を妨げるケースが急増しているのです．

　現代社会においてワークライフバランスという言葉は，時間軸に対して，横断面に規定するのでなく縦断面に規定するべきものであるということを認識し，「今はワークを重視する時期なのか，それともライフを重視するべき時期なのか」を考えて行動することが「ワークライフバランス」のセルフマネジメントです．

ストレスを増殖させるネガティブ思考

(1) 自分自身に対してネガティブになる

　人は良い結果と悪い結果の2つがあれば，後者のほうが記憶に残りやすくなっています．これは同じ失敗の繰り返しを防ぐために備わった進化機構です．しかしながら，時に不調のために失敗が続きすぎるとその記憶が強固となりすぎて自分自身を非難し，頭ごなしに"何も上手くいかない，何をやっても無駄だ"となりがちです．

(2) 周りに対してネガティブになる

　先に述べた状態の後には，こんな自分とは誰だって付き合いたくないはず，皆の足手まといになるだけだなどと悲観的になります．さらに悪い場合には楽しそうにしている人を見ると妬んだり，恨んだりしてしまいます．

(3) 将来に対してネガティブになる

　このような状態がずっと続くのならば，幸せになれるはずはない，将来には希望はないと考えるようになります．

第5章　メンタルに問題を抱える人に対する職場関係者の関わり方

　この3つのネガティブ思考が基盤にあると，軽いストレスであってもストレス障害を引き起こしてしまいます．ストレスの対処だけでなく，自分でも気がつかないうちに助長因子としてのネガティブ思考にならないように，考え方や思考形式を常にチェックしておかなければなりません．

🗍 ストレスと上手く付き合う

　ストレスと上手く付き合うこと＝ストレスコーピングです．前項（p.219）のネガティブ思考によってストレスを悪いストレスに変貌させないことは，ストレスコーピングの1つの方法です．

　自分の力で変えることができないストレスは無数に存在しますから，前述のようにネガティブ思考にならないことがストレスコーピングであり，こうすればよいという方法があるわけではなく，こういう思考にならなければストレスとは上手く付き合っていけるということを知っておけばよいと理解してください．

(1) ストレスは誰でも感じていることで自分だけが辛いのだとは決して思わないこと

　健康で幸せそうにみえる人にストレスはないのかといえば，そんなことはないわけで，人のことを羨むことが自分を卑下することになり，それがポジティブな気持ちになるという原動力を削ぐことになることを理解してください．

(2) ストレスを回避しようとすること自体がストレスになるので気にしすぎないこと

　ストレスを避けることに過敏になることで，結局新しいストレスを作る原因を自らが作り出しているということを理解して行動することが大切です．病気にならないように衛生面を向上させた結果，逆に免疫力が落ちて感染症になりやすくなってしまったというのがよい喩えです．

(3) ストレスによる不調の原因を特定しようとしないこと

　ストレスの原因がはっきりしないことは少なくありません．それは小さなストレスがパズルの1ピースのように複数に組み合わさった結果1つの不調を形成することが多いからです．実際に不調が起きたとき，この不調の原因が何であるかを考えたところで，最後の小さなピースが原因であるとは納得

220

できるはずはないため，エンドレスな探求が始まります．ストレスの原因を追及することがさらなるストレスを生む悪循環であることを知っておいてください．

関連知識

◎ 放置できないストレス

　ストレスに対しての人間の反応は，ストレスの内容が変わっているだけで，今も昔も変わりません．原始の人間のストレスとは何でしょう？一番のストレスは闘争です．闘いでは，攻撃のための筋緊張と防御として負傷した際の止血機能をそれぞれ増強します．この機能は現在も変わらず残っています．しかしながら，現代社会では実際に闘うようなストレスはありません．このため前述の機能が発現しても本来の機能を発揮する機会がないままとなってしまいます．ですから，ストレス状態が上手く改善できないと筋緊張により血管が押しつぶされ，血管自体の筋収縮が起こり，血液も凝固しやすい状態になります．もとより血液粘度が高い状態，つまり，中性脂肪値や血糖値が高いというベースがあると心筋梗塞や脳梗塞を引き起こすリスクが上がります．ストレスは時に致命的な因子になり得るということも知っておくべきです．

付録

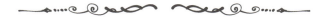

円滑な職場復帰のヒント

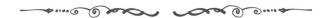

付　録

円滑な職場復帰のヒント

📦 職場復帰（復職）を円滑にするために

　メンタル障害の療養のため長期に職場を離れると，職場環境の変化が著しい現代では健康状態が回復して職場復帰（以下復職）しても，その変化にストレスを感じ，不安や焦燥が生じて，職場を離れる前のように働けず，再休職や離職となる確率が高くなります．療養期間が6か月を超えるとその確率が上昇するという知見もあることから，療養の在り方が治療者側にも問われています．

　職場ではメンタル不調を早期に発見し，メンタル障害へ移行しないための予防やメンタルヘルス向上の施策が試行錯誤されていますが，効果的な予防は実現しているとはいえません．

　現状では療養休職を未然に防ぐ手立てがないのですから，再休職や離職を可能な限り減じるには，短期間の療養で復職が実現するような支援が必要です．

　職場のこのような試行錯誤が行われている実情と反して，問題となるのは精神科・心療内科医の労働者の就労環境の実際に対する認識不足です．

　働く環境の実情に対する認識が不足している医師は，「労働が可能な健康状態」と，個々の「作業環境下で就労可能な健康状態」の違いが理解できておらず，安易に「復職可能」と診断書に記します．

　この実情を改善することは困難であるという現実を考慮すると，職場と休職者（復職者）の双方にとって有益となる仕組みを作ることが必要となります．

　そこで，ここでは復職を円滑にするための支援の例示をします．

224

療養開始前の留意点

・療養前の説明

　メンタル障害で療養しなければならない事態では，メンタル障害の種類に関わらず不安や集中困難の症状，本当に復職できるのだろうかというネガティブな感情，生計が成り立たないのではないかという恐怖が生じやすく，それがストレスとなって病状が悪化することもあります．それらのストレスを少しでも軽減するために，症状の回復には担当医師の指示を守ること，復職においては負荷軽減のサポートがある支援プログラムがあること，療養により働けないときの生活の保障として傷病手当があることを伝えます．

　これらは口頭で説明しますが，不安や集中困難の症状が強い場合には全く記憶に残らないことも少なくありません．このような状態に備えて，すべてを『療養の手引き』のようなパッケージ（文書や冊子）にして作成して，"今日の説明をまとめたものです．少し落ち着いてきた時点で読み返してください"と伝えておきます（第4章　4. メンタル障害の休職と復職，休職開始前に伝えておくこと：「休職と復職の手引き」，p.183 も参照）．

・療養に専念させるための工夫

　業務で使用するPCやスマートフォン等を自宅に持ち帰って，そのまま休職に入るケースは少なくありません．責任感の強い「うつ病」の休職者は，療養中であっても業務の進捗のチェックや，顧客へのメールに返信するなどの行動がみられ，療養専念の妨げになります．

　PCやスマートフォンに限らず，療養中は仕事が想起されるような物はすべて職場に返却するように指示します．休職者のなかには仕事に関連する物をすべて取り上げられる＝辞めさせられると被害的になる人も存在しますから，"仕事のことが頭にあると療養に専念できなくなるため，すべての休職者にお願いしていることです"という内容で公平な療養専念のための配慮であることを説明します．

付　録

🗂 療養中の留意点

・療養中のコミュニケーション

　療養中に職場から連絡を取ることで，ストレスを感じ回復していたのにまた体調不良を生じることや，そもそも職場に対してネガティブな感情のある休職者は療養妨害だと訴えてくることもあるため，職場の関係者は原則として休職者に連絡をしないこととします．

　休職者に不利益が生じる内容の連絡であっても緊急でなければ，郵便（文書）で通知することが推奨されます．

　よく経験するケースですが，"この（仕事の）件だけはどうしても聞きたい"と連絡をしようとする上司がいますが，どのような重大な事態でも連絡は避けるべきです．これは上司の部下の業務管理と business continuity plan（BCP）や business continuity management（BCM）に問題があることが原因であるからです．もし意識不明の重体という状態なら，連絡もしないでしょう．職場は普段から最悪のケースを想定した管理と計画とその運用を確立することが，延いては休職者を療養に専念させる支援体制の構築となります．

・『療養状況報告書』の提出

　第 4 章　4. メンタル障害の休職と復職（p.175）でも述べたように，病気療養の状態は，「疾病により労働力を提供できなくなった状態ではあるものの，回復または完治を期待して療養のために一定の期間を定めて『労働を免除している』状態」にあたることから，職場としては"ゆっくり静養してください"と休暇を与えているのではありません．

　休職者は療養に専念して，可能な限り回復に対しての努力をすることと，最低限の職場からの指示を守ることが必要になります（第 4 章　4. メンタル障害の休職と復職，療養状況を報告させる：「療養状況報告書」，p.184参照）．

　図 1 が具体的な書面の例示です．

　・報告内容のねらい
　①〜③は図 1 の①〜③に対応しています．

226

円滑な職場復帰のヒント

療 養 状 況 報 告 書

以下の書式にしたがって療養状況を毎月XX日までに人事部宛に提出してください。

① ※本書が記入できないほどの不調である場合、その旨が記された診断書を提出することで本書の提出は免除されます。

報告月／記入日	年　　月分　／　記入日：　　年　　月　　日
氏　　名	
休職前の所属事業所	
1. 健康状態　② ・具体的な生活状況 （療養中の過ごし方）	メンタルコンディション：　　％　　フィジカルコンディション：　　％　（療養前を100%として） 起床時刻：　　　　　就寝時刻：　　　　　睡眠の質：　良　・　適　・　不良
2. 治療状況	○医療機関名：　　　　　　　　　○担当医師の氏名： ○通院頻度：　　　　　　　　　　○直近の受診日：　　　年　　月　　日 ○服薬内容（薬品名・mg数・個数・回数・飲み方など具体的に）： ○その他の治療（カウンセリング、リワークプログラム等）：
3. 復職時期の見通し ③ ・見通しで結構ですから 　具体的に記入してください。	○復職予定時期（※必ず明記）： 　　□時期不明　　　□　　　年　　　月　頃（担当医師の見立て） ○復職に関する担当医師の見解等： ○その他の医学的助言・意見等：
4. 連絡事項・質問など	

図1　月次の療養状況報告書（例）

付　録

①何かと理由をつけて報告をしない休職者がいますから，事由を証明する診断書を提出させます．療養期間の期限が近づき，報告書を免除させるほどの健康状態から，急にコンディション良好という内容の報告書を提出した場合には，担当医師に健康状態において疑義照会を行います．

②コンディションの変化から，回復の度合いが確認できます．また，急激な回復を示す場合には躁状態に転じている可能性や療養期間の期限が近づき復職できる健康状態であると偽って報告している可能性が想定できるため，その状態変化について担当医師に確認を取ります．

③復職の見通しを報告させることで，早めに職場に受け入れの環境整備を促すことができます．

・療養中の健康状態の変化

多くのメンタル障害の療養者の健康状態は療養開始から復職まで以下のように変化することを知っておくことで，職場復帰を申し出てきたタイミングが回復している状態にあたるのかという見当をつけることができます．

1）療養初期

メンタル疾病では，療養に専念する心理状態になるまでには療養開始から4週間程度かかることがある．

2）療養集中期

就労はいまだ困難であっても，日常生活には支障がなくなる時期であるが，多くの休職者は，フィジカル面での活動性が低下したままで，生活リズムが乱れる傾向がある．提出された「療養状況報告書」のフィジカルコンディションや起床・就寝時刻から療養の在り方に問題があると判断した場合には，担当医師に"その生活習慣やリズムで問題はないのか"といった内容の疑義照会することも必要となる．

3）回復期

月次に提出された「療養状況報告書」の内容の変化から，日常生活・日常活動ともに健康時同様に復していることが読み取れた時点で，復職

を意識しても不調が再燃することがないか否の連絡を取る.

4) 復職準備期

「療養状況報告書」の"復職時期の見通し"の項目から復職時期が近づいていると判断される場合には,「復職に関する療養担当医師の意見書」の作成を担当医師に依頼するよう連絡する.

復職時の留意点

・『復職に関する担当医師の意見書』

長期に療養してきた休職者の健康状態は,「復職可能」の一語だけの診断書では把握できません.職場が知りたい情報が得られないことから,職場復帰後に双方がこんなはずではなかったということにならないためにも,職場が確認したい内容を盛り込んだ意見書の作成を依頼します.これまでの経験から,作成に難色を示した医師はいましたが拒否して作成してもらえなかったケースはありません(※たった1例ですが,意見書作成に法外な費用を要求してきた医師がいたため,その費用は診断書発行費用との差額を職場が負担したという事例があります).

図2が書面の例示です.

メンタル障害での長期休職者の健康状態確認に必須な項目を例示していますが,各職場で確認が必要な内容は千差万別ですから,この例示内容にさらに確認項目を追加したものを定型の書式とするとよいでしょう.ポイントとしては,担当医師は復職可能と意見している実態と詳細に齟齬がないかをみることです.復職の条件として,チェック項目はすべて『□ はい』がチェックされていなければ,復職自体が困難という判定になります.

復職に関しての配慮を行うことは,職場・復職者ともに負担が生じますから,何度も復職のトライアルをするべきではありません.この書面による担当医師が医学的に就労可能な健康状態であるという証明と,さらに職場は段階的な負荷漸増による復職支援を行うという二重の安全配慮を設定することで,円滑な職場復帰が可能になります.

付　録

年　　月　　日

職場復帰（復職）に関する意見書

担当医　御侍史
　　長期にわたりご加療くださり、ありがとうございます。
　　当該従業員が職場復帰（復職）するにあたり、本書にご意見下さいますようお願い申し上げます。
　　尚、頂いた情報はプライバシーに十分配慮し、本人の職場復帰を支援する目的のみに使用します。

×××・株式会社

東京都××××××××××××××
人事部長×× ××(または産業医 ×× ××)

担当医記入欄	傷病名：_____		
	現在の健康状態		
	1	症状が治癒（寛解）し、心身ともに安定した状態である	□はい　　□いいえ
	2	休業前の業務に従事できる心身の健康状態である	□はい　　□いいえ
	3	勤務に影響のない睡眠・覚醒リズムが整っている	□はい　　□いいえ
	4	始業時間に出勤可能な生活リズムである	□はい　　□いいえ
	5	一定時間集中力を維持でき、容易に疲労を感じない	□はい　　□いいえ
	6	頻繁な通院による欠勤の配慮は不要である	□はい　　□いいえ
	7	復職後に短期間で再発（再燃）する可能性は低い	□はい　　□いいえ
	8	上記項目に"いいえ"がある場合はその詳細、その他特記事項等をご記入ください。	
	<u>今後の治療計画(外来通院頻度)</u>：　無　・　有　（　　　回／　　　週） 治療内容等		
	<u>その他(就業上の注意事項)</u>		
	記入日　　年　　月　　日 医療機関名 所在地・電話 意見を述べた医師名　　　　　　　　印(または自署)		

図2　職場復帰（復職）に関する意見書（例）

・復職のプロセス

　休職者が自ら記入して月次に提出する『療養状況報告書』と担当医師が作成した『復職に関する担当医師の意見書』の両方の内容を確認し，順調な回復であり，復職から短期間で再度不調となって再度療養となることがないかなどの整合性をチェックします．

　チェックを行った結果内容に問題がないことが確認できれば，第4章　4. メンタル障害の休職と復職，段階的負荷の復職支援プログラムのモデル（p.191）の内容を説明するために「復職前面接」を速やかに実施します．

　この面接では，①産業医の役目は意見書の通りの健康状態であるか否かのチェック，②人事担当者は復職支援プログラムの詳細を説明，③上司は職場環境のアップデートの説明を行います（※復職者にとってストレスになると思われる業務内容や作業環境があっても，就労上避けることはできない内容についてはしっかりと説明します）．

・復職支援プログラム

　休職者の復職時ストレスを低減するため，推奨支援として多段階に負荷を漸増する「復職支援プログラム」を設定することが推奨されます．負荷漸増は第4章　4. メンタル障害の休職と復職，段階的負荷の復職支援プログラムのモデル　図1（p.192）のようなイメージです．

　プログラム期間を基本は3か月間に設定し，約4週間ごとを目安に3つの

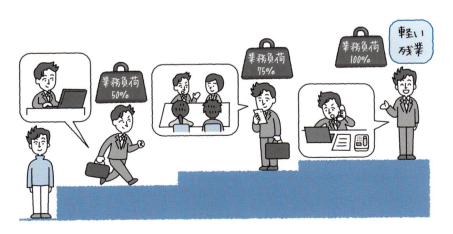

付　録

復職支援プログラム内容確認書

復職者氏名		所　属	
上司氏名			

復職支援プログラム内容確認事項ならびに留意点	
安全配慮事項	・担当医による通常就労可の医学的判断に対して、さらなる安全配慮の目的で本プログラムを実施する ・下記「勤務条件」に示すように、就労再開直後に過重な心身への負担を予防する措置を実施する ・下記「フォローアップ」に示すように、安全・安定した就労状態の確認のため各担当者で面談を実施する
プログラム中の勤務条件	1. 勤務時間に関する条件：業務負荷軽減から開始する 　【ステップ1】 月/ 日（曜日）〜 月/ 日（曜日）：始業時間 〜終業時間（休憩××分含・残業なし） 　【ステップ2】 月/ 日（曜日）〜 月/ 日（曜日）：始業時間 〜終業時間（休憩××分含・残業なし） 　【ステップ3】 月/ 日（曜日）〜 月/ 日（曜日）：始業時間 〜終業時間（休憩××分含・残業なし） 　試験期間中、基本残業は設定しないが、【ステップ3】では療養前の業務を想定した働き方として、連続しない 　短時間（2時間/日を上限とした）の残業は可とする。 　※プログラム期間中に医療機関より指定された受診日がある場合、可能な限り速やかに上司に報告する 2. 勤務場所と方法及び通勤に関する条件： 　プログラム期間中の勤務場所は配属事業所（管理監督者在席環境）とし、通勤は公共交通機関を利用する 3. 業務内容に関する条件 　①【ステップ1】の業務負荷は、通常想定される業務負荷に対して60〜80％（※任意で設定）程度で調整される 　②【ステップ2】の業務負荷は、通常想定される業務負荷に対して80〜100％（※任意で設定）程度で調整される 　③【ステップ3】の業務負荷は、通常想定される業務負荷に対して職位相当の負荷で調整される 4. 上記以外の勤務条件は、就業規則に定める内容とする。
フォローアップ	1. 各【ステップ】終了毎に、上司・本人は、面談を実施し、業務遂行の評価と勤怠問題の有無を確認する 2. 各【ステップ】終了毎に、産業医は、面接を実施し、健康状態の評価を行う 3. 上司は、就業中に体調不良が原因と考えられる遅刻・早退・欠勤またはそれが疑われるような行動を確認した際には、安全配慮として速やかに就労を中止させ、担当人事へ報告する
プログラム実施上の注意 （中止要件と復職判定基準）	・プログラム期間中は皆勤を原則とする。 ・勤怠管理と安全確認のため、就業の開始と終了を上司に通知する、また就業時間内は常時連絡が取れる状態を維持する ・止むを得ず休職事由の傷病以外の健康上の理由で就業できない場合は、1日であっても必ず医療機関を受診し、理由を示した診断書を取得し速やかに会社に提出する。 ・安全配慮の観点から、連続する遅刻の発生・休日（日曜・祝日）明けの遅刻や欠勤が発生した場合、休職事由の傷病の再発の予見と判断し、安全配慮を優先し、プログラムを即中止する。 ・上司・人事・産業医による協議の結果、プログラムの継続は不適切であると判断した場合、その内容を説明した上で、プログラムを中止することがある。 ・プログラム3か月目となる 月/ 日（曜日）に、上司・人事・産業医による復職判定会議を開催し、復職の合否を判定する。 ・復職の合否は、プログラム期間中の健康状態の評価だけでなく、勤務態度・パフォーマンスなどを含めた総合的な判断により決定される。

復職支援プログラム実施の同意と内容確認書

上司　　　　　殿 ・ 担当人事　　　　　殿

　上記の内容について確認し、復職支援プログラムの実施に同意します。

年　　　　月　　　　日

本人書名：

※本書の原本は会社、写しを一部復職者がそれぞれ保管すること。

図3　復職支援プログラム内容確認書（例）

ステップに分けます.

　負荷の漸増を具体的に示し，職場と復職者がいつでも復職支援プログラムに関する詳細な内容確認できるように図3のような確認書（プログラム実施の同意書と兼用）を作成します.

　近年では復職準備を行うためのリワークプログラムを備えた医療機関も多く，本当に就労と環境負荷に耐えられる状態かどうかを判断するような短縮時間勤務で経過観察をするステップは行わず，業務負荷を軽減することで配慮します．以前は朝の通勤時間帯に公共交通機関を使って出勤するということは高負荷であるため，午後から出社する半日の時短勤務を行い軽減配慮とするという考え方がありましたが，時短勤務のステップが終了して朝から出勤となった途端に再休職となり何度トライアルしても時短勤務以上の就業に進めないというケースが多く，職場への負担が過大となっていたことからも，時短勤務は配慮として不適当です.

　各ステップ後に健康状態のチェックのための評価面接を実施しますが，健康状態に変化は認められなくても，仕事が全くできていないことがあります．健康状態と業務遂行能力の両方が回復していない状態は，真の回復とはいえません．症状の再燃や再発がなく，負荷が軽減された内容の仕事が完遂できない場合は，そのステップを再度繰り返す措置を取ります．つまりステップ2は，ステップ1が問題なくクリアされていることが条件となります.

　最終のステップ3においても，プログラム期間中の基本は残業禁止とし，通常就労と同程度の負荷に耐えられるかどうかをチェックします．業務量と負荷を休職前と同等として残業しなければできない状態かのモニタリングも重要です.

　ただし，想定外のトラブル対応などが生じるなどほぼ実態に則した業務を遂行した場合に，時間管理で縛り過ぎて非効率な作業環境を作り出し，それがストレスとなるのを防ぐという理由で，スポットで社会通念上容認される程度の残業（1日最大2時間）は連日とならなければ認めるようにします.

　復職支援プログラム期間中の全体を通しての注意事項は次のようなものです.

- 上司または当日の職場責任者が就業の開始と終了を必ずチェックして勤怠確認を行う
- ステップ1，2において「調子がいいのでもう少し仕事をします」と勝手な判断で残業させず，定刻になったら終業させる
- 必ず職場の誰かが不調を観察できる体制〔長時間または頻回の離席のチェック（例：トイレで倒れていたことに気づかなかったということがないような安全配慮体制）〕を作る
- それぞれの評価に問題がなければ，次の「ステップ」へ移行するが，プログラム中止の要件には満たないものの，検討余地があると判断された場合，安全配慮を優先し，その評価ステップを再度実施し，プログラムを延長して再評価を行う

・プログラムの中止

　プログラムにおける負荷軽減業務が完遂できていないという上司の評価が下った場合，勤怠に問題がない場合であってもメンタル不調が回復していないという判断となり，安全配慮の観点からプログラムを中止し，再度療養を命じることがある旨を予め説明します．

　復職後に症状の再燃や再発で再度療養するケースの半数は，エネルギーの集中を復職支援プログラムの短期間の勤怠だけに向け，仕事に充てるエネルギーが全くなく，プログラムが終了して復職してもパフォーマンスが上がらず，結局それがストレスとなって再休職となっています．職場がプログラムのためにかけた労力が何も報われない状態が生じると，次に復帰する際の受け入れにネガティブな要素が生じ，結果をみるまでもなく次の復職支援プログラムは中止となるからです．

再休職予防

・職場の配慮体制の継続と公平性の担保

　客観的評価として，職場調整（受入れ体制）が不十分であることが原因で，復職者にストレスが生じ，症状再燃や再発に至った場合，職場側に瑕疵が

あったと判断されます．またその逆に復職者に対するサポートに重きを置き過ぎ，同僚等の関係者に負担が生じて不平・不満が噴出する事態となった場合にも，同様に職場の体制に問題があると判断されます．復職後のフォローとサポートは，社会通念を意識し，これらに留意する必要があります．

・再発の予見と対応

　復職後から短期間で勤怠不良やパフォーマンスの低下が認められる場合は，速やかに担当医師に就労が可能な健康状態であるかを確認するための受診を促す必要があります．上司や人事に復職者から相談を希望してきた場合も速やかに面接を実施し，医学的な判断が必要と判断した場合は速やかに産業医の面接を実施します．

おわりに

　古くは 1970 年代から現代社会はストレス社会といわれてきましたが，そのストレスの質の変容が顕著となり，働く人の健康への影響が強くなってきたのは 2000 年頃からでしょう．精神疾患を事由とした 1 か月以上の休業者が増加傾向にあり，2006 年には「労働者の心の健康の保持増進のための指針」によるメンタルヘルスケア推進の指針が厚生労働省から公表されました．それでもストレスが原因でメンタル障害を発病，労災認定される事案が増加する一方であり，ストレスへの気付きがこの予防の鍵となることから，セルフチェックとセルフケアを啓発推進するために，2014 年の改正労働安全衛生法によって，翌年の 2015 年からストレスチェック制度が義務化されました．

　職場のメンタルヘルス維持増進に，ストレスチェックが劇的な効果をもたらしたかと問われて，明確に"Yes"といえないところがあります．また，受検する労働者側からも，生きて行くことはストレスとの闘いであって，ストレス状態にあるのは自覚していて，ストレスチェック健診はそれを数値化したに過ぎず，自分たちのメンタルヘルスにメリットがあるとは感じないという趣意の愚痴（受検したくない理由）をよく耳にします．

　国は働く人たちがストレスに気付かずにメンタル不調を生じさせると考えているようですが，実際にはそうではなく，日本で社会生活を送るには解消できないほどのストレスが次から次と負荷されていることでメンタル不調，そしてメンタル障害を生じさせているのです．

　とくに新型コロナウイルス感染症のパンデミックによって世界の様々なスタンダードが変容したこの 5 年間は，ストレス度はさらに高まり，ストレスの種類も増えたといえます．それらのストレスがビジネスへ与える影響は大きく，近々の統計では働く人口の約 10 人に 1 人が精神科・心療内科を受診している勘定となっており，患者数は現在も増え続けている状態ですが，現状ではすぐに受診できる医療機関は少なく，平均し

て2週間ほどの予約待ちの状況にあります.

　これらの問題を解決するには，うつやストレス関連障害などは，精神科で治療する疾患というカテゴリーから，コモンディジーズ（Common Disease）として捉え，どの診療科の医師であっても，メンタル不調においてある程度の鑑別診断と治療は一般診療の範疇であると認識しなければならない時代へと移行してきているのです（すでに精神科医療施設が少ない地域では，このような背景に関わらずメンタル障害の治療を精神科専門医でない医師が担当せざるを得ない現実があります）.

　本書を読んでいただいた産業医や臨床医の先生方には，この日本の精神科臨床の窮状も理解いただき，職場のメンタルヘルスの維持向上と臨床現場でのメンタル障害の治療への積極的参加にご理解を示していただければ幸甚です.

　最後に，本書刊行にあたり尽力いただきました，「診断と治療社」の土橋幸代さん，長野早起さん，ならびに関係諸氏に心からお礼申しあげます.

2024年11月

姫井昭男

索　引

和　文

あ

アームカット	67
アイデンティティ	210
──確立	217
赤ちゃん返り	66
アスペルガー症候群	85110
アダルトチャイルド（AC）	135
アッパー系	51
アドバイス	195
アリピプラゾール	35, 89
──の液剤	89
アルコール	52, 66, 74
──依存症	47, 53, 54, 71, 79, 80, 112, 130, 137, 140, 198
──依存症回復プログラム	132
安全配慮	151, 229, 234
安否確認	99

い

意見書	189
異性関係	121
依存行為	79
依存症	15, 20, 41, 71
──専門医療機関	77
逸脱行為	138
遺伝	80
違法薬物	52
イミプラミン	33
医療保護入院	101
飲酒	140
──習慣	131
陰性症状	51

う

うつ状態	9, 18, 24, 95, 180
うつ病	18, 24, 59, 66, 92, 180
──相	102
浮気	116

え・お

縁故	128
大人の発達障害	29, 82
親子分離不全	68
オレキシン受容体拮抗薬	90

か

解雇猶予	177
概日リズム	168
回避行動	33
買い物依存症	66
解離性	
──健忘	40
──障害	69
──症状	70
カウンセラー	145
カウンセリング	164
過活動	102
過干渉	68
核家族化	211
学習障害（LD）	85
覚醒剤	52
──後遺症	47
拡大診断	32, 110
確認行為	34
過去の英雄	156
過重労働	165, 173
──健診	166, 167

——防止策	167
過剰適応	158
——状態	37
過食	66
家族会	78
家族機能不全	68
過鎮静	26, 89
過保護	68
カルト宗教	66
過労死ライン	166
眼圧検査	199
肝機能障害	72
環境調整	144, 228
環境調整	228
監視	116
患者会	78
眼底検査	199
勘どころ	203
肝庇護剤	132

き

機会飲酒	130
企画裁量労働	166
疑義紹介	228
奇行	104, 118
儀式化	34
喫煙	140
機能障害	208
機能不全家族	68
気分安定薬	26
気分の沈み	9
ギャンブル	74, 136
——依存症	71, 79, 80, 136, 137
休職	177
——する権利	176
——と復職の手引き	184
急性期	51
急性ストレス障害（ASD）	20, 40, 46
共依存	75, 77, 139
強迫観念	34
強迫症	20, 34

業務	
——円滑化	148
——管理	226
——集中	167
——遂行能力	233
——負荷	233
——負荷軽減	194
拒食	66
拒薬	120
勤怠確認	234
勤怠不良	235
勤務時間管理	192

く・け

クエン酸タンドスピロン	34, 36, 89
クロナゼパム	89
軽躁状態	24, 102
競馬	136
欠勤	177
月経前症候群（PMS）	66
月経前不快気分障害（PMDD）	66
幻覚	47, 49, 50, 51, 52, 119
限局性学習（SLD）	82, 85
健康	
——教育	172
——状態	233
——診断（健診）	12, 199
——チェック	167
——に配慮した飲酒に関するガイドライン	72
——被害	167
——被害防止措置	166
——評価チェック	193
——保険法	176
幻視	52
幻声	50, 52, 114
現代型アルコール依存症	133
現代型うつ（病）	159
幻聴	50, 52, 114
健忘	69

239

こ

コアタイム	170
抗うつ薬	27, 41, 105, 131, 134, 163
交感神経	10, 168
合議体	188
公共交通機関	233
抗精神病薬	26, 35, 48, 49, 51, 53, 89
向精神薬	11, 87, 132
向精神薬	
向精神薬	
公的窓口	66
抗てんかん作用	89
抗てんかん薬	26, 89
行動指針	213
行動障害	155
行動内容	185
行為の儀式化	34
抗不安薬	32, 36, 41, 89
興奮	89
公平性	234
合法ドラッグ	74
公務員制度	176
高齢者雇用	197, 203
高齢労働者	199
こころの健康作り指針	144
子ども返り	110
こどもの人格	124
コミュニケーション	65, 150, 187, 191, 195
──ギャップ	153
雇用法	203
孤立	211
コルチコトロピン放出ホルモン（CRH）	6
コルチゾール	6, 42
コントロール障害	15, 16, 71, 77, 81, 130, 134, 137

さ

サーカディアンリズム	168
再休職	224, 234
在宅勤務（労働）	170

債務整理	138
裁量労働	170
詐病	69
サポート体制支援プログラム	184
残業	192
散財	103

し

ジアゼパム	89
支援プログラム	225
時間外労働	165
自己愛性パーソナリティ障害	57, 60, 125
視交叉上核	168
自己啓発	214
自殺	10, 67, 121
──未遂	66
指示	148
支持的精神療法	41
自傷	66
自称うつ	159, 161, 163, 164, 180
視床下部	6, 168
自傷行為	67
自傷他害	61
私傷病	175, 183
──休暇	176
自助グループ	78, 80, 132
──ミーティング	135
自責の念	94
自然寛解	102, 106
時短勤務	233
叱責	149
失踪	66, 137, 138
嫉妬妄想	53, 119
疾病及び関連保健問題の国際統計分類	
（ICD）	71
疾病教育	78, 132
疾病利得	182
指導	149
児童相談所	122
シナプスの刈り込み	87
自分勝手	160

自閉	51
自閉性スペクトラム障害（ASD）	82, 85
社会	
——通念	65, 209, 235
——福祉資源	78
——復帰	164
——不適応	57
社会的	
——逸脱行動	66
——環境調整	78
——自立	208
——な孤立	211
——老化	152
精神保健相談	66
視野欠損	199
借金	72, 137
就業規則	175
——違反	97, 128
——改定	177
就業制限	14
習性	39
集団精神療法	132
就労	
——意欲の意識調査	196
——可能	190
——配慮	133
——負荷	191
酒臭	131
受診命令	129
守秘義務	189
情緒不安	89
承認欲求	57, 66
小脳失調症状	27
消費者金融	137
傷病手当	176, 225
職人技	203
職場復帰	178, 190, 224, 228
職場不適応	155, 157, 159
職場不適合	154
職場放棄	97, 129, 139
処方薬依存	36

初老期うつ	198
自律訓練法	45
自律神経	10
——失調症	168, 170
尻拭い行為	138
視力検査	199
新型うつ	159, 161
新型コロナウイルス感染症	14
心筋梗塞	221
神経伝達物質	9
神経ネットワーク	6
心身症	45
振戦	52
身体症状症（身体表現性障害）	43, 111
診断書	189
診断のトレンド	109
心的外傷後ストレス障害（PTSD）	
	20, 40, 41, 42, 46, 59
心理教育	34, 132
心理士	62, 145
診療情報	202
——情報提供	182

す

錐体外路症状	49
睡眠障害	26, 89
睡眠導入剤	131
睡眠薬	134
スキルギャップ	190
スキルセット	97, 155
ストーカー行為	66
ストレス	2
——関連障害	39, 109
——コーピング	133, 220
——障害	20
——チェック（健診）	20, 38, 144,
	150, 212
——反応	4, 6, 9, 38, 111, 163
——を作り出す習性	38
頭脳労働	186

せ

生育環境	58, 68
生活	
——機能維持向上効果	196
——記録報告書	185
——習慣病	12, 15, 16, 141, 169
——保護	121
——リズム	185
生気的悲哀	23, 160
精神	
——運動興奮	54
——疾患の診断・統計マニュアル（DSM）	
	41
——症状	134
——的不穏	51
——病	47
——保健相談	119, 137
成人発達障害	82
性的逸脱行為	66
精密眼科検査	200
静養	179
世界保健機関（WHO）	71
セカンドオピニオン	29, 90
責任転嫁	129
世代間ギャップ	152
節酒	199
摂食障害	66
窃盗	66
セルフケア	106, 144, 150, 213
セルフチェック	103, 106, 150
セルフモニタリング	213
選択的セロトニン再取り込み阻害薬（SSRI）	
	32, 33, 34, 45, 89
せん妄	53

そ

爽快感	103
臓器障害	73
双極症（双極性障害）	25, 26, 27, 28,
	59, 66, 103

た（た行頭）

躁状態	24, 25, 102, 103, 105, 228
早朝覚醒	23, 160
消費者相談窓口	137
躁病	25, 27, 100
——相	101, 105
底打ち	77

た

退行	66, 110
対人関係依存	123
体内時計	168
大脳皮質	48
大麻	52
大量服薬	66
ダウナー系	52
多重人格	70, 118
他責	160
多動	101, 102, 105
——性障害（HD）	84
タバコ	9, 74
他伐	160
多弁	101, 105
炭酸リチウム	27
断酒	132, 199
——会	79
短（縮）時間勤務	191, 233
タンドスピロン	34, 36, 89

ち

知的活動	186, 187
知的能力障害（知的障害）	82
注意義務	151
注意欠陥（欠如）障害（AD）	83
注意欠陥（欠如）・多動性障害	82
注察妄想	53, 114, 119
長期	
——休職	178
——休職者	175, 229
——病気休暇	176
——療養	180
超個人主義	211

長時間労働	165	認知機能障害	51
朝食	186	認知行動療法（CBT）	11, 32, 33, 35,
治療計画	182		41, 45, 163, 164
		認知症	21, 47, 54, 119

て

適応障害	20, 40, 46, 59, 108, 109, 183
適応反応	2
適正行動	72
テクニカルスキル	155
デュロキセチン	43
てんかん発作	89
転倒事故	54

と

統合失調症	20, 25, 35, 47, 49, 51,
	52, 59, 112, 119
糖尿病	169
逃避	139
——行動	110, 129
頭部外傷後遺症	47, 50
ドーパミン	9, 47
ドクターショッピング	43, 59
特定健診	15, 141
特定保健健診	199
特定保健指導	15
突然死	166
トリプトファン	23
ドロップアウト	36
遁走	66, 69
どん底	24

な・に

内因性うつ病	22
内因性精神障害	183
ニコチン	9, 52
日常生活動作（ADL）	201
日内変動	24, 160
日光	168
入院	105
人間ドック	199
人間不信	208

ね・の

ネガティブ思考	219
ネグレクト	122
脳	
——CT 検査	200
——MRI 検査	200
——器質	48
——器質に変成が及ぶ精神疾患	47
——器質変化	49
——外科的検査	200
——血管検査	200
——梗塞	221
——ドック	200
ノウハウ	203
能力向上	216
ノルアドレナリン	7, 9

は

パーキンソン病	53
パーソナリティ障害	20, 29, 55, 59, 66, 70,
	98, 156, 180, 183, 191
配置転換	190
迫害妄想	116
パチンコ	136
発達障害	29, 82, 86
——者支援法	82
発達性協調運動障害（DCD）	86
パニック症（パニック障害）	20, 32, 33
パニック発作	32
——のような症状	8
パラフレニー	52, 53, 120
バルプロ酸ナトリウム	89
ハロペリドール	89
パワーハラスメント（パワハラ）	152
反社会行為	66, 155
反社会性パーソナリティ障害	57, 58, 69

反復経頭蓋磁気刺激療法（rTMS療法）
22
繁忙期 167

ひ

ピアカウンセリング 79, 135
被害妄想 10, 52, 88, 115, 116
引きこもり 66, 211
ヒステリー 69
ビタミン 45
非定型うつ病 159, 161
非定型精神病 47
被毒妄想 114
誹謗中傷 162
病気休暇 176, 117
病気休職 176
病気療養 183
病的体験 47, 50, 51, 52, 115, 119
病的賭博 71, 78, 80, 136, 137

ふ

不安 88, 89
　――症（――障害） 20, 30, 59
フィジカルケア 167
フィジカル障害 179
不快 9
副交感神経 10, 168
復職 178, 190, 224, 228
　――支援 229
　――支援プログラム 191, 231
　――試験 184
　――に関する担当医師の意見書
188, 189, 228, 229, 231
　――のトライアル 229
　――前面接 231
副腎皮質刺激ホルモン（ACTH） 6
不健康 12
フラッシュバック 39, 42
フルボキサミン 89
プレガバリン 43
フレキシブルタイム（制） 170

フレックスタイム制 170

へ

併存障害 84
ベンゾジアゼピン系抗不安薬 36
ベンゾジアゼピン系睡眠薬 54

ほ

放置 77
法定健診 202
法的解釈 177
法的措置 65
放任 64, 139, 147
ボーダーラインパーソナリティ障害
57, 68, 121
保健所 119, 137
母子家庭 121

ま

マイナートランキライザー 89
マネジメント教育 148
慢性的な不健康 12
慢性疲労症候群 44
万引き 66

み

見捨てられ不安 58, 123
未成年者飲酒禁止法 140
みなし（勤務） 166, 169
未病 3
見守り 64, 77, 139, 147

む

無為 51
無関心 51
無責任 160
無断欠勤 97, 115, 128, 136

め

メタボ健診 199
メタボリックシンドローム 111, 131, 167

メラトニン	23, 168	リズム障害	168
メンタル		理性の欠如	26
——向上の指針	150	離席	193
——コンディション	212	離脱症状	52, 132
——障害	4, 9	リハビリ	187
——不調	3, 4, 10	リモートワーク	165, 170
——不調の予兆	12	療養	
——ヘルス対策	144	——期間	182

も

		——状況報告書	184, 185, 226, 228, 231
妄想	10, 47, 49, 50, 51, 52, 115, 119	——する権利	176
——性障害	47, 52, 116, 120	リワークプログラム	187, 233
燃え尽き	158	臨時健康評価チェック面接	193
モチベーション	196, 204		
ものの考え方	203	**れ**	
モラトリアム人間	210	レッグカット	67
モンスターペアレント	128	連続欠勤	194
		レンボレキサント	90

や

		ろ	
夜間せん妄	54	労働基準法	176
薬物	66	労働災害（労災）	165, 175
——依存	51, 62	労働者災害補償保険法	175
——依存後遺症	47	老年期精神障害	47
——乱用	51	浪費	66
		——癖	100

よ

		——行動	26, 103
陽性症状	51	ロジカルシンキング	215
予期不安	33	論理的思考	215
抑うつ気分	23		
抑止力	204	**わ**	
予見義務	151	ワーカホリック	134
予兆	12	ワークライフバランス	218

ら・り

ラインケア	115, 133, 144, 146, 150
ラモトリギン	89
離婚	69
離職	224
離人感	69
リストカット	67
リスペリドン	35

欧　文

A

AA（alcoholics anonymous）	79
AC（adult child）	135
ACTH（adrenocorticotropic hormone）	
	6

245

activation syndrome 105
AD （attention deficit disorder） 83
adjustment disorder 40
ADL （activities of daily living） 201
ASD （acute steress disorder）
20, 40, 46
ASD （autism spectrum disorder）
82, 85

B
BCM （business continuity
management） 226
BCP （business continuity plan） 226

C
CBT （cognitive behavioral therapy）
11, 32, 33, 35, 41, 45, 163, 164
CRH （corticotropin-releasing
hormone） 6

D・E
DCD （developmental coordination
disorder） 86
DSM （Diagnostic and Statistical
Manual of Mental Disorders） 41
enabling 75

G・H
GA （gamblers anonymous） 79
HD （hyperactivity disorder） 84
HSP （highly sensitive person） 90
hyper activation 105

I
ICD （International Statistical
Classification of Diseases and
Related Health Problems） 71

L・M
LD （learning disorder） 85
logical thinking 215
mood stabilizer 26

O・P
oral solution 89
peer counseling 79
PMDD （premenstrual dysphoric
disorder） 66
PMS （premenstrual syndrome） 66
PTSD （post traumatic stress disorder）
20, 40, 41, 42, 46, 59

R・S
rTMS 療法 （repetitive transcranial
magnetic stimulation） 22
SLD （specific learning disorder）
82, 85
SSRI （selective serotonin reuptake
inhibitor） 32, 33, 34, 45, 89

W
WHO （World Health Organization）
71
work-life balance 218

著者紹介

姫井昭男（ひめい あきお）

PH メンタルクリニック 所長
ポジティブ・ヘルス・ラボラトリー株式会社 代表取締役
臨床医，産業医ならびに EAP・メンタルヘルスコンサルティング業務に従事

略　歴

1967 年　兵庫県生まれ
1993 年　大阪医科大学卒業．同年大阪医科大学神経精神医学教室に入局
1999 年　大阪医科大学大学院医学研究科博士課程（精神医学専攻）修了：医学博士
2010 年　PH メンタルクリニックを開設

専　門

精神科遺伝学・薬理学，産業保健医学

- **JCOPY** 〈出版者著作権管理機構 委託出版物〉
  本書の無断複写は著作権法上での例外を除き禁じられています．
  複写される場合は，そのつど事前に，出版者著作権管理機構
  （電話 03-5244-5088，FAX03-5244-5089，e-mail：info@jcopy.or.jp）
  の許諾を得てください．
- 本書を無断で複製（複写・スキャン・デジタルデータ化を含み
  ます）する行為は，著作権法上での限られた例外（「私的使用の
  ための複製」など）を除き禁じられています．大学・病院・企
  業などにおいて内部的に業務上使用する目的で上記行為を行う
  ことも，私的使用には該当せず違法です．また，私的使用のた
  めであっても，代行業者等の第三者に依頼して上記行為を行う
  ことは違法です．

メンタルヘルスにかかわる医療職種・支援者必携
働く人のメンタル不調サポートブック

ISBN978-4-7878-2699-2

2024 年 12 月 31 日　初版第 1 刷発行

著　　者	姫井昭男
発 行 者	藤実正太
発 行 所	株式会社 診断と治療社
	〒100-0014　東京都千代田区永田町 2-14-2　山王グランドビル 4 階
	TEL：03-3580-2750（編集）　03-3580-2770（営業）
	FAX：03-3580-2776
	E-mail：hen@shindan.co.jp（編集）
	eigyobu@shindan.co.jp（営業）
	URL：https://www.shindan.co.jp/
装丁・イラスト	松永えりか（フェニックス）
印刷・製本	三報社印刷 株式会社

© 株式会社 診断と治療社, 2024. Printed in Japan.
乱丁・落丁の場合はお取り替えいたします．

［検印省略］